U0219968

WHO HEALS US?

The Self—Repair Guide for the Weakness of Health

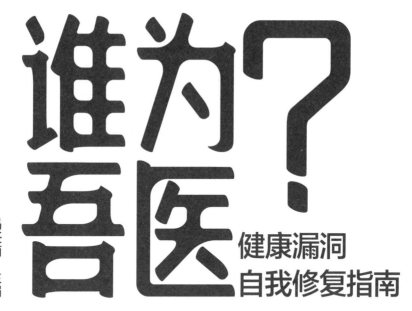

谁为吾医？

健康漏洞
自我修复指南

冯任南　主编

中国轻工业出版社

图书在版编目（CIP）数据

谁为吾医？：健康漏洞自我修复指南 / 冯任南主编.
北京：中国轻工业出版社，2025.1. -- ISBN 978-7
-5184-5053-4

Ⅰ. R4

中国国家版本馆CIP数据核字第2024VT4350号

责任编辑：罗晓航　　　　责任终审：滕炎福　　设计制作：锋尚设计
策划编辑：伊双双　罗晓航　责任校对：朱燕春　　责任监印：张京华

出版发行：中国轻工业出版社（北京鲁谷东街5号，邮编：100040）

印　　刷：北京博海升彩色印刷有限公司

经　　销：各地新华书店

版　　次：2025年1月第1版第2次印刷

开　　本：880×1230　1/32　印张：8

字　　数：210千字

书　　号：ISBN 978-7-5184-5053-4　定价：69.00元

邮购电话：010-85119873

发行电话：010-85119832　010-85119912

网　　址：http://www.chlip.com.cn

Email：club@chlip.com.cn

本书编写人员

主　编：

冯任南　（哈尔滨医科大学公共卫生学院）

副主编：

孔祥菊　（哈尔滨医科大学附属第一医院）

赵　研　（哈尔滨医科大学附属第二医院）

李　勇　（哈尔滨医科大学大学生发展中心）

姜永帅　（哈尔滨医科大学生物信息科学与技术学院）

卢俊蓉　（哈尔滨医科大学附属肿瘤医院）

参　编：

李钰峥　（北京公众健康饮用水研究所）

张汝楠　（哈尔滨医科大学公共卫生学院）

徐伟丽　（哈尔滨工业大学化工与化学学院）

刘桂友　（首都医科大学脑重大疾病研究院）

褚卫明　（无锡市锡山人民医院）

罗　超　（哈尔滨市疾病预防控制中心）

黄晓莉　（山东大学齐鲁医院）

韩　磊　（哈尔滨医科大学附属第四医院）

王一然　（哈尔滨医科大学肿瘤防治研究所）

杜珊珊　（福建医科大学）

郭盼盼　（复旦大学附属妇产科医院青浦分院）

黄　敏　（江苏省人民医院重庆医院）

王　骋　（哈尔滨医科大学公共卫生学院）

王玮琪　（哈尔滨医科大学公共卫生学院）

纪晓宁　（中山大学附属第七医院）

王雪梅　（深圳市宝安区中心医院黄田社区健康服务中心）

秘　书：

戚佳玥　（哈尔滨医科大学公共卫生学院）

前言

营养与生活习惯是每个人在人生的每个阶段都应关注的一件大事。因为它们与健康密切相关，而健康又与幸福密切相关，就像是穿在一起的九连环，环环相扣。但是，紧张的生活节奏、刺激感官的各种"美食"、业已形成的不良生活习惯常常让人应接不暇，早已无心关注营养与健康，更别提去改变不良生活习惯。况且很多人掌握的那一点点碎片化营养健康知识，恐怕还是来源于生活中随意刷到的短视频或是博人眼球的网络文章。所以，当人们真要去实施健康计划时，会发现无从下手。人们有时过于关注外在世界对自己的要求，并努力去满足这些要求，却忽略了对自身需求的认识与探索。也正因如此，有些人甚至都没有计划去做体检，当疾病来临时，早已无力回天。

人体的物质基础是食物，而健康的基础除了健康的饮食，还有健康的生活习惯，它们比药物对人体的影响更长久，也更深刻。因此，对营养和习惯的良好认知有助于人们对食物和行为做出更合理的选择，从而减少基础疾病。随着新型传染病的出现，曾被认为不会构成威胁的传染性疾病却夺走了数以百万计的生命，感染后发生重症的主要原因是免疫系统不够强大，尤其是患有基础疾病再合并感染的人。而这两个原因——免疫系统亚健康、患有基础疾病都与营养和生活习惯密切相关。在感染之前搭建稳固结实的防御系统，建立强大的后勤补给是预防传染病的重要手段。从事营养研究工作以来，笔者认识到如果人们掌握更明确、更系统的相关知识，一些疾病就可以不发生或晚发生，疾病症状的进展会慢下来，合并症也会更少。那么拥有健康的身体就能保证我们可以做更多有趣的事情，有更多时间去照顾我们关心的人，有更多机会去发现人生的意义。

冯任南

2024年5月

目录

引言

人生的意义是什么？当我们停下忙碌的脚步去思考这样的问题时，我们可能会不知所措，因为粗想它的答案好像有很多，细想又好像哪个都不是。如果换一个问题呢？我们能活多久？抛开答不上来不

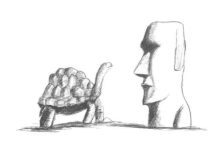

Hi，活得更久的意义是什么？

讲，这个问题本身还会令人不安。生命的长短取决于什么？是父母的遗传？还是医生的治疗？在出生之前，遗传信息就被父母敲定了，绝大部分无法改变。那出生之后，我们就只能向医生寻求帮助吗？当患者的肢体、器官、代谢、心理出现问题时，医生们才出手相救，缓解患者的症状，延长生命。但患者在感谢医生的同时，心里却经常嘀咕："如果自己平时注意一点，也许就不会生病。"所以，"能活多久"的答案，在我们的潜意识里是心知肚明的：能活多久在很大程度上取决于我们自己。

其实在患病之前，如果掌握一些营养与健康的知识，加上有力的执行就可以预防大部分疾病的发生，延缓疾病的发展，促进机体恢复。这些有用的知识有些与我们吃的食物有关，有些则与生活方式和日常运动有关。但大多数人所掌握的知识过于碎片化，缺乏关于保持健康的比较全面、系统的底层认知。千万不要片面地认为营养就是"吃什么"，有些文章、书籍把"吃"当作诱导读者走健康捷径的关键词，读者读过之后狭义地产生"营养就是吃什么"的偏见，其实

还有"不吃什么""什么时间吃"以及"与吃有关的很多因素"呢！"吃"与"食物"由人的欲望决定，而"营养"则由人的理性和自律决定。人体是一个极其复杂的系统，营养知识是告诉我们什么样的食物有益、什么样的食物有害，它们的量和比例会如何影响我们，我们吃多少、何时吃，不同疾病与生理状态在饮食方面如何应对。这些还与生活习惯、运动、睡眠、心理健康、外部环境、工作性质、体内肠道微生物、体表微生物、遗传等错综复杂的因素相关。因此，在深入了解之前，对事物的认知进行简单化处理并不利于我们解决问题，这些复杂的问题还是要由精细且全面的方案来解决。而复杂的问题是由简单的问题组成的，因此，我们需要先对简单问题进行学习，之后再来理解和解决复杂问题。所以当您掌握了这些更全面的知识以后，就可以通过自己的情况，量身定做适合自己的生活方式和食谱，使您身体更加健康，心情更加愉快。当然，您也可以为您的朋友和家人提供一些有用的建议，帮助他们。但这本书绝对不是面面俱到的，它只是在有限的方面以及在前人的基础上加以修缮整合，因此，可以把这本书看作营养学中有关健康部分的启蒙读物，以方便您在了解这些知识框架以后，更容易地学习新知识以及重建健康的生活方式。

我们归纳了大多数疾病的已知病因，大致有七类病因是容易诱发疾病的底层原因，即血管损伤、糖脂代谢失衡、免疫失衡、营养不均衡、基因受损、肠道菌群失衡及不良生活习惯。做一个简单的比喻，这些病因像是一艘轮船底部7个很小的裂缝。这7个小裂缝起初不太起眼，相对于轮船算得上是微小的，也并没有形成大洞，船上的人甚至觉得它们微不足道，修一下就没有问题了。但日子一天天过去，人们渐渐感觉有点异样，但却说不清楚哪有异样（亚健康的状态）。久而久之，由于没有对这7个小洞进行全面的修补，它们最终变成大洞，从而导致整艘轮船的下沉。类似地，在日常生活中，我们最多也只是修补一两个健康的漏洞，而没有充分关注其他漏洞，导致漏洞逐渐扩大，最终衍生成疾病。在疾病的发生过程中，这些致病因子时刻在互相组合、相互加重，最终促成疾病发生，甚至接连发生，以及病情的快速进展。而营养素和食物中的活性成分与这些致病因子所促成的疾病也密切相关。看看我们的食量就知道了，一个人一生大约要喝45吨水，吃掉50～60吨食物，加起来大约是100辆小轿车的质量。这些食物进出身体，而人一生却保持平均几十千克的体重，这个动态精确的平衡决定了人体成为不可思议的"食物精华"聚合体！这些"食物精华"的组合，即营养素和一些生物活性物质，赋予了人体各组织器官的功能。一方面，营养素用于维持机体繁殖、生长发育和生存等一切生命活动和过程，需要从食物和饮水中摄取，是生命的必需品。人类所需40多种营养素，可将其分为蛋白质、脂类、糖类（碳水化合物）、维生素、矿物质、膳食纤维和水。有些营养素的需要量较大就称为宏量营养素，包括糖类、脂类、蛋白质，这3种营养素在体内氧化可以释放能量，也称产能营养素，是我们的能量来源。一般成年人所需能量的50%～65%应由食物中的糖类（碳水化合物）提供。而相同质量的脂肪在体内氧化时释放的能量是糖类或蛋白质的2倍，因此可以在机体内大量储存（俗称肥肉/肥膘），是人们抵御饥饿的能量库。人体主要利用糖类和脂类的氧化供能，当糖类和脂类不足时（摄入不足），可将蛋白质氧化分解而获得能量，但长期这样是有害的，组成身体的蛋白质会被大量分解，从而造成营养不良，身体细胞的各种功能会急转直下，对疾病的抵抗能力下降。相对于宏量营养素来说，人体对微量营养素的需求量很少，包括维生素和矿物质；但又缺一不可，一旦缺乏，就会引发疾病症状。例如，人缺乏维生素A就会发生夜盲症，缺铁会引起贫血。另一方面，除营养素之外，对人体十分重要的还有食物中的生物活性物质。植物性食物的一些成分对机体健康有显著的促进作用，这些成分具有生物活性，统称为植物化学物，如类胡萝卜素、植物固醇、皂苷、多酚、蛋白酶抑

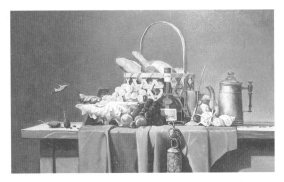

食物是我们每天必需的物质基础
（画者：王还霆）

制剂、植物雌激素及植酸等。很多植物化学物对心脑血管疾病、肿瘤、微生物感染等都具有积极的作用。以上就是"食物精华"的大体组成了。

虽然食物可以维持生命，促进机体健康，而且有些还非常美味，但有时也会损害生命。营养素摄入的不平衡可能成为一系列疾病的发病原因。简单举个例子，饱和脂肪酸和精制糖类摄入过多（或总能量摄入过多），就会导致肥胖和脂肪肝，进而引发胰岛素抵抗、高脂血症、高血压、高血糖等。

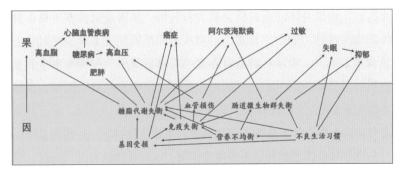

病因之间关系错综复杂，疾病之间也会相互影响

这种代谢紊乱会损害身体的血管系统，进而发生动脉粥样硬化，诱发心脑血管疾病；身体因为过多的脂肪细胞和脂肪组织而分泌出更多的炎症因子，可诱发进一步的胰岛素抵抗和认知障碍；因为不良饮食结构而受损的食欲，又会导致食物成瘾，进一步损害肠道菌群；菌群失调进一步诱导免疫失调和代谢失调，人体自身产生的变异细胞无法被清除，破损的基因无法正常修复，也更易诱发癌症和过敏；关节因为体重过重导致磨损，修复能力因为炎症而大幅下降，易引发关节炎；外来病毒和细菌更容易入侵身体，发生感染……总之，一整套失衡的功能加速了机体的磨损和老化，如果不及早纠正，假以时日就会发展成糖尿病、心脑血管疾病、癌症、自身免疫性疾病及阿尔茨海默病等疾病中的一种或几种。工业革命和科技进步，让人类衣食无忧，但也使人类的食物内容发生了前所未有的变化。过度加工、反式脂肪酸、新材料的使用、塑料的过量使用、农药残留、重金属残留、抗生素滥用、"速成"的动物养殖都是对科技的不合理使用。正如古希腊哲学家赫拉克利特所说，"上升的路和下降的路是同一条路"。生活越来越趋于舒适和便利，随着医疗水平的提高，虽然人类的寿命越来越长，但是食品安全问题与饮食习惯导致的健康问题却在走下坡路，时间越久越难以纠正。

近几年来，人类应对传染病的能力受到挑战，未来再次发生流行性传染病的可能性依然存在。在没有特效治疗措施和特效疫苗的情况下，感染后合并基础疾病和免疫力低下是造成重症甚至死亡的重要原因。因此，我们需要具备活跃的免疫系统，把基础疾病的影响降到最低，同时我们需要储备雄厚的营养物质作为后勤保障。

其实，质朴的生活方式和纯天然的食物就是医生们的得力助手。例如，洋葱和大蒜可以预防和缓解血管损伤，苦荞麦和红茶可以调节糖脂代谢紊乱，蘑菇和海带可以改善免疫失衡，猕猴桃和西蓝花可以帮助修复受损的基因，大豆和酸奶可以改善肠道微生物群失衡，对自身的了解和自律可以改善身体整体的健康状态。接下来，就让我们进一步了解如何用营养知识、自然饮食的力量和健康的生活习惯来修补健康的漏洞，保持我们的健康吧！

第一篇

——

健康漏洞之底层病因

Part
ONE
第一章

保护"管道"系统

一个人的动脉有多老，他就有多老。

——胡大一［心血管病专家］

2011年，全球死于心力衰竭、脑卒中（中风）和糖尿病等慢性疾病的人数首次超过了所有传染病致死人数的总和。全球导致居民死亡原因前十位的疾病依次是：缺血性心脏病、脑卒中、慢性阻塞性肺疾病、下呼吸道感染、新

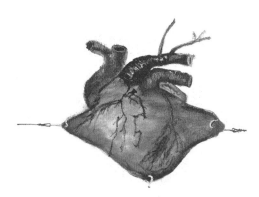

一颗心脏因为冠状动脉的损坏而停止跳动

生儿疾病、肺癌、阿尔茨海默病、腹泻病、糖尿病、肾病。而我国居民的前十位死亡原因依次是：脑卒中、缺血性心脏病、慢性阻塞性肺疾病、肺癌、胃癌、阿尔茨海默病、高血压性心脏病、道路交通伤害、结肠癌和直肠癌、食管癌。在这些疾病中，除道路伤害之外，其余疾病都是与营养相关的，尤其是心脑血管疾病、糖尿病及癌症，而且这些疾病同时与血管损伤有关。人的血管总长度加在一起有10万千米，可以绕地球两圈半。但它们却一层一层地铺设在皮肤中，包埋在脂肪和肌肉内，充满在所有脏器里，导致我们平时看不见血管的损伤。因此，血管疾病对人的影响非常大，而且也难以预防和治疗。

心脑血管疾病的一大重要根源是动脉粥样硬化，这是血管损伤与老化的结局（医学研究上常把一种严重的疾病结果称为结局）。这是一种长时间形成的、看不见且大规模的"管道老化"，一旦形成几乎

不可逆转,"管道老化"会加速全身各个系统和脏器的衰退。血管损伤的原因有很多,长期的高血压会偷偷地损伤人体小血管和大血管的内皮和各层血管的结构,而高血糖、高脂血症同样也在伤害我们的血管。损伤的血管又为肺部疾病和阿尔茨海默病的发病煽风点火,反过来还会加重高血压。这样就形成了一个个相互加重的疾病环。所以,要想保持健康,我们须将这些环逐个切断。血管损伤与老化的原因还包括男性、年龄增加、家族遗传倾向、肥胖、吸烟、饮酒、高胆固醇血症、高同型半胱氨酸血症、慢性炎症、氧化损伤(应激)以及缺乏体育锻炼等。这些因素就是组成这些疾病环的关键点。虽然性别、遗传因素与许多疾病密切相关,但它们却是与生俱来的,这些天生的"不平等"无法改变,年龄的增长也不必说。幸运的是,有些危险因素还是"平等"的,可以通过饮食和行为的改变而显著改善。也就是说,对于血管的损伤和老化,我们可以预防或者把损伤的速度降下来。

如果我们的体检结果中出现总胆固醇(TC)和低密度脂蛋白(LDL)升高,或高密度脂蛋白(HDL)降低的箭头时,就说明体内的胆固醇太多了。多余的胆固醇会慢慢粘在血管壁上,逐渐导致动脉粥样硬化,甘油三酯升高也可加速动脉粥样硬化,进一步损伤血管。吸烟、饮酒、反式脂肪酸、高饱和脂肪酸、高胆固醇、高糖的饮食及生活习惯都是最初滋生心脑血管疾病的土壤,它们每天一点一点、不知不觉地在身体里搞着破坏。而血压升高像是一双铁爪不断撕裂血管内壁,形成更多的斑块和瘢痕,硬化的动脉又会导致血管不能随血液的增加而舒张,让血压升得更高。血糖的升高也加速动脉粥样硬化,同时破坏微血管(损伤眼底和肾脏的小血管),红细胞不能通过硬化的微血管,阻断血液循环,导致组织缺氧,营养物质缺乏,代谢产物无法运出,进一步出现并发症,如糖尿病足和周围神经炎。高血压也会损伤肾脏内的血管,影响肾脏的过滤功能,导致代谢废物的堆积,影响糖脂代谢。所以高血压、心脏病、脑出血、脑梗死、糖尿病和肾病就会经常伴随发生。而肥胖尤其是腹部肥胖，也常与血脂、血糖、血压、血尿酸的升高伴随发生，形成一种多症状的代谢疾病（称为代谢综合征），是心脑血管疾病和糖尿病发病的独立风险因素。

肥胖豢养的蛀虫：慢性炎症

为什么肥胖在多种慢性非传染性疾病（以下简称慢性疾病）中起到推波助澜的作用？其重要原因就在于它会导致炎症和氧化应激（我们可以理解为氧化过度）。如果能量过剩（吃得太多），脂肪细胞就会尽其所能吸收糖和脂肪，其体积和细胞数量就会随之增加，膨胀的脂肪细胞占用周围组织大量空间，同时脂肪细胞也受到同伴的挤压，这时脂肪细胞们反而先不"淡定"了，会误认为周围有异物在"挤兑"它们。于是，它们会分泌一种称作肿瘤坏死因子（TNF-α）的细胞因子，细胞因子就是细胞与身体交流的信息素（信息分子）。肿瘤坏死因子会促进其他脂肪细胞死亡，还会将周围的巨噬细胞吸引来吞噬"欺压"自己的脂肪细胞。

如它所愿，巨噬细胞"欣然"而至。在它吞噬了几个脂肪细胞后，巨噬细胞也被吞噬进去的脂肪细胞的油脂"油腻"到了，这时"请求支援"，又释放更多的肿瘤坏死因子和趋化因子（趋化因子是一种诱导炎症因子聚集到炎症病灶附近的细胞）。如此循环下去，体内的肿瘤坏死因子就会越来越多，还能诱导其他炎症因子的分

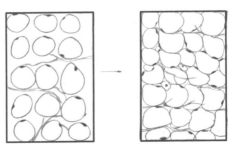

脂肪细胞占据太多的空间

泌。多种炎症因子随血流遍布全身，就形成了一种慢性、低度的炎症状态。在这样的炎症状态下，免疫细胞到处"轻度而持续攻击"我们正常的组织，还导致身体的组织无法正常修复。这种炎症不是我们平时提起的细菌感染或病毒感染的急性炎症，而是一种长期存在的慢性炎症。炎症因子这些坏家伙凑到一起在身体里到处捣乱。在胰腺，它们入侵、破坏胰岛，使胰岛细胞分泌胰岛素的能力下降。在肌肉、脂肪、肝和大脑，它们破坏胰岛素传递信息的分子，使这些细胞不能正常受胰岛素指挥去使用葡萄糖，于是葡萄糖堆积在体内，血糖长期升高，形成糖尿病，同时也破坏血管和肾脏。它们还破坏我们的血管内皮和胶原蛋白，也促进高血压和动脉粥样硬化，从而使血管进一步受伤。被破坏的脂肪细胞还会释放出游离脂肪酸，刺激受损的胰岛细胞，使胰岛细胞腹背受敌；游离脂肪酸还损坏其他细胞对胰岛素的敏感性，同时也使人体更倾向于把体内的糖合成脂肪，导致体重持续上升。胰岛素敏感性降低到一定程度就成为"胰岛素抵抗"，胰岛素刺激机体使用葡萄糖的能力大不如前，因此在这个阶段胰岛会"加班"努力分泌胰岛素来维持正常的血糖，这种病理状态称为高胰岛素血症。当细胞不再有效地使用葡萄糖，最明显的结局就是，胰岛素抵抗后身体不再那么有力气了，很容易疲劳。胰岛素抵抗和慢性炎症几乎会影响我们所有的细胞。因此，血管损伤始于肥胖与炎症，败于胰岛素抵抗，使人终于心脑血管疾病等慢性疾病。

促炎食物与抗炎食物

炎症指数高的食物及成分	饱和脂肪酸、总脂肪、反式脂肪酸、铁、胆固醇、动物脑子、动物脂肪、人造奶油
炎症指数低的食物及成分	维生素C、维生素B_1、维生素B_2、维生素B_6、维生素E、维生素A、维生素D、锌、黄烷酮类、儿茶素、n-3脂肪酸、单不饱和脂肪酸、多不饱和脂肪酸、大蒜、姜、洋葱

除了肥胖，食物本身也会影响机体的炎症水平。膳食炎症指数可以用来反映饮食中膳食营养素对于机体炎症的影响。较高的膳食炎症指数与癌症（如胃肠道肿瘤等）、心脑血管疾病及2型糖尿病等疾病的发生有关。因此，我们可以有意地多吃一些炎症指数低的食物成分（抗炎食物），少吃一些促炎的食物成分。看一看上页表中促炎的食物成分，您会立刻发现，这些促炎物质不就是过量的动物性食物和工业加工食品成分吗？而抗炎的食物成分，则是果蔬、鱼类、坚果中的常见成分。有关这些食物的问题我们还会继续讨论。

上面讲的是肥胖怎么诱发炎症的过程，慢性炎症诱发了代谢紊乱。氧化损伤则是另一个重要的损伤血管的原因。

氧化从内部"烧坏细胞"

氧化损伤，也可称为氧化应激。在医学中经常有相同或类似的词汇出现，如果不经常阅读相关书籍，的确会被弄得一头雾水。例如，氧化应激和氧化损伤、慢性炎症和低度炎症、糖类和碳水、向心性肥胖和中心性肥胖或腹部肥胖、氧自由基和活性氧，诸如此类不同说法的词，基本上都是同义词。

细胞在正常生理条件下就会产生氧自由基（ROS），也称活性氧，包括超氧自由基（O_2^-）、过氧化氢（H_2O_2）、羟基自由基（·OH）、单线态氧（$^1O_2$）和烷自由基（R·）等。ROS在细胞内的细胞器里（内质网、线粒体和过氧化酶体等）通过各种生化反应可以自然产生，是细胞器用来焚烧废物的"三昧真火"。正常情况下，细胞内含有足够的酶类，如超氧化物歧化酶（SOD）、过氧化氢酶（CAT）和谷胱甘肽过氧化物酶（GSH-Px）等构成一道抗氧化防御体系，能够迅速清除多余的ROS，保护自己，维持氧自由基的动态平衡。但是，当曝露于环境污染物、重金属（镉、铅、砷、汞等）、某些药物、香烟、乙醇（酒精）和辐射等时，机体会产生大量的氧自由基而失去平衡。氧自由基就像火苗，它在体内烧灼细胞器、细胞核、细胞膜、各种组织、血液中的脂肪，使其失去原有功能，甚至成为毒物。氧自由基和炎症都会让我们的身体感到不舒服、虚弱、易发生感染等。它们造成的损伤更像是中医学中对"上火"的描述，"上火也就是人体阴阳失衡后出现的内热症候，具体症状如眼睛红肿、口角糜烂、尿黄、牙痛、咽喉痛等"。

低浓度或中等浓度的氧自由基对身体是有益的。功能性蛋白的活化、异常细胞的处死、免疫等过程都依赖于细胞内适量氧自由基的产生和存在。例如，吞噬细胞能够合成并储存大量氧自由基，在病原微生物入侵时把它们释放出来，从而对病原体进行杀伤。氧自由基促进癌细胞死亡的机制，可以被用来治疗癌症。例如，化学治疗药物紫杉醇和放射治疗，就是通过增强氧自由基水平促进癌细胞死亡，从而达到抗肿瘤治疗的目的。氧自由基也可以为细胞传送信息，如一氧化氮（NO）作为一种生物信使分子，在血管扩张、神经信号传导、免疫等过程中发挥重要作用，心绞痛急性发作的首选药物硝酸甘油就是凭借释放NO来舒张血管、增加血流的。

氧自由基是一把"双刃剑"，如果体内氧化打败了抗氧化作用，也就是细胞产生的抗氧化酶不足以清除多余的氧自由基，就会出现氧化应激。过量的氧自由基泄漏出来，损坏细胞中完好的脂质、蛋白质和核酸（遗传物质）等大分子，破坏大分子和细胞器的功能。一旦这些有害产物泄漏量超出身体的修复能力，就会对细胞造成损害，加速衰老，引发多种疾病的发生。例如，过量的羟基自由基会导致脂质过氧化，损伤细胞膜，细胞的受体和酶停止工作，最终细胞解体死亡。过氧化的脂质还会损伤我们的脱氧核糖核酸（DNA）（致突变作用），这是发生癌症的原因之一。蛋白质也会被氧化应激破坏，引起蛋白质构象改变或蛋白质水解，导致其失去生理活性。蛋白质的氧化产物主要是羰基化产物，其中的晚期糖基化终产物（AGEs）被称为衰老加速器，是皮肤老化、产生色斑的元凶之一，也能引起各种慢性退化性疾病，如糖尿病、动脉粥样硬化和阿尔茨海默病等（在后面有关糖的部分我们会详细讲解）。

灾难大片：氧化应激的"六宗罪"

衰老加速器

20世纪50年代，医学界出现了衰老的自由基理论，提出氧自由基过量出现是生物分子氧化和细胞损伤的根本原因，也是衰老过程中细胞功能衰退的原因。这一学说经过不断地研究、演化后，逐渐形成了一种渐进性的氧自由基衰老理论，并认为在衰老的早期阶段，与衰老相关的DNA损伤产生低剂量的氧自由基，由于体内抗氧化防御体系的存在，这些氧自由基不会引起机体损伤。当年龄增加，机体的抗氧化成分减少，DNA损伤在体内持续累积，产生大量氧自由基。当这些氧自由基的量超出机体的清除能力时，机体的氧化与抗氧化平衡被打破，这些多余的氧自由基又进一步造成DNA损伤和细胞功能的衰退，进而导致多种疾病的发生和衰老。

启动癌症程序

人类癌症的发生是一个复杂的过程，氧化性DNA损伤是癌症的病因之一，一些化学致癌物、重金属污染物、香烟、乙醇、烹调产生的油烟、辐射等引起的氧化应激都会促使癌症发生。通俗点说，氧自由基造成DNA氧化损伤，会导致DNA的序列发生突变、断裂、互相粘连等结果。如氧自由基和脂质过氧化物可以氧化DNA和核糖核酸（RNA）中的鸟嘌呤，形成8-羟基鸟嘌呤，在DNA复制过程中与腺嘌呤配对，导致配错了对，发生突变。当细胞的基因受损越来越多而不能及时修复时，就会导致致癌基因的激活或抑癌基因（*TP53*）的失活，从而诱发癌症。在较高的氧自由基水平下，氧自由基会激活癌细胞的增殖信号，有利于癌细胞的存活。此外，癌基因还会进一步诱导氧自由基水平升高，导致癌细胞持续突变和基因组不稳定，促进癌症的进展。

与炎共舞

机体受到病原体入侵时，免疫系统会释放中性粒细胞和巨噬细胞来打击外来入侵。这些免疫细胞进行吞噬时耗氧量会增加，称为呼吸爆发或氧化爆发，这个过程会产生大量的氧自由基，并激活破坏这些微生物的蛋白酶以杀死它们，同时刺激B细胞和T细胞的激活和增殖。但如果氧自由基产生过多，也会启动细胞核内的炎症开关，激活炎症小体，促使免疫细胞产生促炎因子。此外，氧化应激造成的死亡细胞和DNA碎片等也会引发局部炎症。正常情况下，急性炎症有自行消退的机制，但是这种小规模的炎症反应长期持续下去就会变成慢性炎症，最终共同引发癌症、慢性呼吸道疾病、心脑血管疾病和糖尿病等多种慢性疾病。

搅乱物质代谢

氧自由基可以促进能分化成脂肪细胞的脂肪前体细胞增殖分裂，造成脂肪细胞数量的增加，从而加速肥胖。而肥胖中的代谢紊乱又通过各种机制产生更多的氧自由基，导致慢性脂肪细胞炎症、脂肪酸氧化、氧消耗过量、细胞损伤累积等，氧自由基的异常产生会进一步导致多种细胞代谢失调和慢性炎症，促进肥胖。肥胖产生的脂肪因子和过量氧自由基还会诱导胰岛细胞（β细胞）增殖分裂受损（细胞数减少）。进一步来讲，在代谢异常的状态下，胰岛细胞抗氧化能力会降低，导致氧自由基诱导胰岛细胞功能障碍和死亡，胰岛素分泌减少，从而促使糖尿病的发生。

进攻脆弱的神经

脑组织是耗氧量最大的器官之一，大脑作为身体活动最活跃的组织，占身体消耗能量的20%~25%。相比其他组织，大脑的糖代谢和呼吸代谢水平更高，大脑成分含有更多的不饱和脂肪酸和氧化还原活性金属（铜和铁），更容易发生脂质过氧化，并且由于血脑屏障的存在，大分子的抗氧化物质不易进入脑组织。血脑屏障是脑毛细血管壁与神经胶质细胞形成的薄膜，它将血液与脑细胞分隔开来，能够阻止某些物质（多是有毒有害的）由血液进入脑组织，从而保护脑组织。由于抗氧化物质不易进入脑组织，因此大脑更容易受到氧化应激的影响。大脑中谷胱甘肽水平降低与氧自由基水平升高在阿尔茨海默病、帕金森病等神经退行性疾病进展中起到重要的推动作用。

硬化血管

血管内皮细胞在炎症状态下会分泌细胞黏附因子VCAM-1，也会招募巨噬细胞清除低密度脂蛋白LDL，吞噬过程中产生的氧自由基反过来又会继续氧化血液中的低密度脂蛋白，形成氧化型低密度脂蛋白（ox-LDL），巨噬细胞大量吞噬ox-LDL后形成泡沫样细胞，产生更多的氧自由基和促炎因子，招募更多的免疫细胞，很多凋亡的巨噬细胞则结成块，最终形成了动脉粥样硬化斑块。现在我们知道了氧化应激这团火焰就是对慢性疾病和衰老犯下"六宗罪"的坏家伙，那抑制氧化应激就成了治疗疾病、延缓衰老的重要手段。

谁是细胞的消防卫士？

维生素C：抗氧化、合成胶原蛋白、解毒

15~17世纪，欧洲为了拓宽贸易开启了大航海时代，一种神秘的疾病——坏血病（Scorbutus），夺走了无数海员的生命。"Scorbutus"

来源于古维京语，它包含两个意思：酸乳与水肿。由于人们在海上航行，新鲜的蔬菜、水果不能及时得到补给。如果6～12周没有补充维生素C，人体的自然储备就会损耗到危险的程度。患者首先面色发青，对活动失去兴趣；随后牙龈肿胀并极易出血；再之后，患者的身体开始出现黑色或蓝色斑点，腿也随之肿胀起来；90天以后患者可能会死亡。1497年，在曾到达印度的葡萄牙航海家达·伽马的船队里，160名船员中有100人都罹患了这种疾病，待两年后船队回到葡萄牙时，整个团队伤亡过半。1593年，在英国理查德·哈金斯爵士前往南非的424人船队里有105人因此疾病而死亡；据统计，在其任职期间，整个英国海军至少有10000名海员死于坏血病。直到1739年，由于23岁林德医生的研究，人类对坏血病才有了突破性的认识。林德作为一名英国皇家海军的助理医生，在几内亚、印度及地中海等地为驻军们服务。坏血病自然是林德研究的重要课题，他对患者进行了细致的观察后发现，在那些为海员配备了新鲜蔬菜、水果的船队中，海员们出现坏血病的概率会大幅降低，他猜测通过饮食干预可能会帮助海员们预防或治疗坏血病。

1747年5月20日，林德医生在英国皇家海军"索尔兹伯里"号军舰上进行了人类历史上第一次有迹可循的临床试验。林德医生一共挑选了12名身患坏血病的船员，将他们分成6组，所有组员都采取一致的基础饮食方案，但是每组船员都将额外摄入一种不同的食物：柑橘、柠檬、苹果酒、醋、海水、香料。结果只有柑橘组和柠檬组的船员神奇地痊愈了！

1753年，林德医生整理了自己的临床营养试验结果，发表了震惊整个航海界的《论坏血病》，这篇论文与4年后同样由他发表的《论海员保健最有效的方法》共同被视作近代航海医学的奠基之作。遗憾的是，50多年后英国舰队才应用了这一成果：为每个船员提供酸橙汁。我们不禁会慨叹，以往医学的进步需要太长时间和巨大代价才能被人接受，近代对幽门螺杆菌与胃癌研究的应用也是如此。每一点点医学知识都来之不易，合理运用最新发现和可靠知识是超前获得健康福利的关键。撰写此书的目的就是为了让大家了解这些有益的知识，尽早预防疾病，获得健康。

现在我们都知道维生素C缺乏正是导致坏血病（现在称为维生素C缺乏症）的罪魁祸首，因此它也被称为"抗坏血酸"。为什么它如此重要呢？这个我们稍后再说。世界上除了豚鼠、食水果的蝙蝠、红尾夜莺、灵长类动物和人类，大多数动物都可以将体内葡萄糖合成维生素C。如果这种差异是因为数百万年来某些生物从食物中可以获得大量维生素C而失去了合成维生素C的能力，那么200多万年来人类祖先的食谱中就一定写满了植物性食物，这对我们理解饮食的作用是很重要的。我们接下来就看看维生素C为何这么重要吧。

维生素C是十多种酶的辅助零件（辅酶），特别是合成胶原蛋白的酶，非常依赖维生素C。胶原蛋白是骨骼、皮肤、韧带的原材料，还可以修复骨折裂缝，**支撑毛细血管的结构**。维生素C是抗氧化剂，免疫细胞含有更多的维生素C，以防在对抗外来细菌或其他入侵者时释放氧自由基对自己的伤害。在小肠中，维生素C能保护铁不被氧化，促进铁的吸收。维生素C还能促进钙和叶酸的吸收，保护血液敏感成分不被氧化，具有减少组织炎症的作用。此外，**维生素C可促进抗体形成；还能缓解汞、铅、砷、苯、某些药物和细菌毒素的毒性**。

读到这里，出现坏血病症状的原因恐怕您也可以推测出来了吧？胶原蛋白随着时间正常老化分解，当维生素C缺乏时，却无法重新合成，血管没有了支撑而易发生破裂出血，皮肤出现红色斑块；牙齿周围组织分解，牙齿松动，牙龈出血；胶原蛋白合成不足，骨骼无法生长；还容易发生伤口不易愈合，频发感染，关节疼痛。这就是坏血病！水果只要储存几天，里面的维生素C就会很快流失。水果、蔬菜吃得少，食欲不振，一般会导致维生素C缺乏。为了预防慢性疾病，推荐维生素C的摄入量为每天200毫克,一般就是吃2片维生素C(每片含100毫克维生素C)。吸烟和被动吸烟者、大量饮酒者、处于高温或寒冷环境者、经常接触有毒物质者、孕妇和乳母、感染及烧伤患者等人群均应增加维生素C的摄入量。但健康成人维生素C的最高摄入量为每天2000毫克,补充剂量应在这个范围内。富含维生素C的水果有樱桃、石榴、柑橘、柠檬、柚子、猕猴桃、西番莲和草莓等。苹果和梨含维生素C较少。富含维生素C的蔬菜有辣椒、番茄、油菜、卷心菜、菜花和芥菜等,新鲜生食方式最佳,因为维生素C是最不稳定的维生素之一,不耐热,蔬菜煮5~10分钟,维生素C就会损失90%。如果需要烹调,尽量急火快炒,避免因长时间加热而分解。

合理烹调与适当生食蔬菜

在历史上,人类应该生食了足够长的时间,让基因适应这样的生活方式。而烹调迅速改善了人类的营养,加热的好处还有杀灭致病微生物和灭活一部分影响营养素被利用的成分。烹调加速了人类的演化,人类的大脑开始变大,牙齿和颌骨变小,肠道变短,进食时间减少,人类有了更多的时间去探索与思考。但过热的烹调也破坏很多营养素和酶类,任何食物都不应过度加热。140℃以上的高温会使淀粉产生丙烯酰胺,超过200℃蛋白质会产生杂环胺,超过300℃脂肪会生成苯并芘等致癌物质。

食物中丙烯酰胺的安全上限为10微克/千克,而烤薯片或炸薯片的含量会超过限值的100倍。煎炸、烧烤、熏酱都不是好的烹调方式,蛋白质受热温度过高或加热时间过长会发生热降解,降低食物的营养价值。热降解时,蛋白质中的赖氨酸、色氨酸、精氨酸和组氨酸脱去氨基,脱去的氨基与葡萄糖的羰基结合导致颜色变成褐色或焦糊,生成大量AGEs。产生的油烟被人体吸入也对人体有害,会破坏胶原蛋白,产生皱纹;高温加工过的食物都可能对身体有害,是导致癌症、慢性疾病和过敏性疾病的风险因素。焖和蒸煮的烹调方式更为健康，但也不要长时间蒸煮，这会消耗食物中大量的有益成分。叶菜在烹调过程中会损失20%～70%的营养素。相反，由于致病微生物的残留，大量生食也是不安全的。总之，在保证安全清洁的前提下，适度多吃一些生的蔬菜，适度降低烹调温度，缩短高温烹调的时间更有益于营养素的保护，同时也减少有害物质的产生与摄入。

硒：抗氧化、促排重金属、促进免疫力

对于硒的研究，我国早于其他国家。1957年，哈尔滨医科大学于维汉院士首先提出克山病（一种地方性心肌病）与缺硒有关，并进一步验证和肯定了硒是一种人体必需的微量元素。硒存在于所有细胞与组织器官中，在肝脏、肾脏、胰腺、心脏、脾脏、牙釉质和指甲中含量较高。体内大部分硒主要以硒甲硫氨酸和硒半胱氨酸两种形式存在。硒是谷胱甘肽过氧化物酶（GSH-Px）的组成成分，谷胱甘肽过氧化物酶具有抗氧化功能，可清除体内脂质过氧化物，阻断活性氧和其他自由基对机体的损伤作用。硒缺乏可引起脂质过氧化反应增强，导致心肌纤维坏死、心肌小动脉和毛细血管损伤，这就是克山病的病因。硒可使免疫细胞（淋巴细胞、自然杀伤细胞等）的活性增加，提高免疫功能；保护基因免受自由基的破坏，预防癌症。硒与金属离子有较强的亲和力，能与体内重金属如汞、镉、铅等结合排出体外，从而起到解毒的作用。由于硒具有抗突变和抗氧化的作用，因此能够提高人体抗辐射的能力。海产品和动物内脏是硒的良好食物来源，如鱼子酱、海参、牡蛎和猪肾等；除此之外，芝麻也富含硒。

常见的能给细胞"灭火"的抗氧化物质还有维生素E。维生素E一般不缺乏，在植物油中含量丰富，维生素E可以和维生素C协同起到抗氧化的作用，而且维生素E可以调节免疫力，降低老年人发生感染和白内障的风险，可以适量补充（每天30毫克）。

很多植物性食物可以抗氧化

一些植物中的活性物质，如叶黄素、类黄酮、茶多酚、花青素、巯基化合物等，都具有良好的抗氧化作用。这些具有抗氧化效果的物质，称为抗氧化剂。黑豆具有强大的抗氧化作用，其抗氧化能力比大豆高40倍。黑豆提取物的抗氧化性和清除自由基的能力强于同浓度的维生素C溶液。黑豆含有丰富的维生素E，黑豆皮含有花青素，是很好的抗氧化剂来源，具有消除自由基、抗氧化、延缓衰老等作用。尤其是在胃的酸性环境下，抗氧化效果明显，并可增加肠胃蠕动。黑豆中的黑豆肽也具有很好的抗氧化能力。抗氧化黑豆肽主要是一些相对分子质量在450~920的小肽，含有抗氧化作用较强的苏氨酸、半胱氨酸、组氨酸等氨基酸。坚果、植物油、大豆制品、番茄、西蓝花、大蒜、洋葱、姜黄、银杏以及菠菜等深绿色蔬菜，都是抗氧化剂的重要来源。虽然抗氧化剂并不是维持生命所必需的营养素，但它们对于我们健康的维持与促进是必需的。下表是对抗氧化食物和低抗氧化食物的补充。

抗氧化食物与低抗氧化食物

抗氧化食物（推荐多食用）	茶、黑豆、黑巧克力、洋葱、蓝莓、李子、橙子、蔓越莓、石榴、香菇、草莓、卷心菜、樱桃、葡萄、橘子、大枣、菠菜、番茄、腰果、核桃、菜花、大蒜、甘蓝
低抗氧化食物（不推荐大量食用）	熏肉、白酒、蛋糕、腊肠、爆米花、炸薯条、啤酒、冰淇淋、可乐、汉堡包、甜甜圈、华夫饼

另外，体育运动和能量限制都是激活机体抗氧化的有效手段。尽管运动过程会增加耗氧量，产生氧自由基，但定期运动产生的低水平氧自由基会激活一些有益的信号传导，产生更多的抗氧化剂，刺

激氧化损伤修复系统，得到有益的效果。但也要注意，长时间或过高强度的运动会产生更高水平的氧自由基，破坏细胞抗氧化防御系统，导致组织损伤。所以，适度的规律运动有助于延缓衰老、预防疾病，但要避免过度、过于剧烈的运动。另外，在保证营养摄入的情况下，适量减少能量摄入能够减少氧自由基的产生，并会增加超氧化物歧化酶（SOD）的表达，在很多研究中都能发现能量限制饮食有诸多益处。

高血压在无声无息地损伤血管

血压升高也会损伤血管。血压来自心脏的收缩和血液在血管中的阻力，任何一方增加，血压都会升高。血压推动血液从大血管流入毛细血管，进行营养的输送和废物的排出，又回到心脏。在平静状态下，收缩压≥140毫米汞柱（1毫米汞柱＝0.133千帕）和/或舒张压≥90毫米汞柱，即为高血压。心脑血管疾病死亡中至少一半与高血压有关。

高血压的风险随着年龄的增长而增加，也有家族遗传倾向。但"基因负责上膛，环境扣动扳机"，约有60%的高血压与环境因素相关，而营养因素在环境因素中起主要作用。**最主要的危险因素为肥胖**，肥胖会导致人体总的血量增加，所以心脏射血量增加，血液撑起了血管，增加了压力。肥胖也导致血管更多更长，毛细血管长度会增加几千米，血管阻力也相应增加；另外，还有胰岛素抵抗和交感神经兴奋的因素，这4个主要因素都会导致血压升高。肥胖者患有高血压的风险是非肥胖者的3.3倍。腹部脂肪过多，亚洲男性腰围≥90厘米，女性腰围≥85厘米，发生高血压的风险是正常腰围者的4倍以上。减重9.2千克，可使收缩压降低6.3毫米汞柱，舒张压降低3.1毫米汞柱。

　　钠盐摄入过多也会引起血压升高。钠盐摄入过多可使血容量增加而引起血压升高；提高交感神经兴奋性而提高心脏排血量和外周血管阻力；抑制血管平滑肌中钠离子（Na^+）的转运；增加细胞内的钙；干扰血管内皮细胞中舒血管物质一氧化氮的合成而使血管收缩性增强，外周血管阻力增加。除此之外，钾、钙和镁的摄入不足也会增加高血压的风险。

　　高血压治疗膳食法（DASH）由美国国立卫生研究院、美国国家心肺和血液研究所制订。该膳食法的特点为富含水果、蔬菜，包括全谷类、家禽、鱼类、坚果，其富含的营养素有钾、镁、钙和蛋白质，而总脂肪、饱和脂肪酸、胆固醇含量较低，富含植物纤维。限制饮食中添加糖和甜饮料，优质蛋白质来源于豆类和鱼类，而不是红肉类。下表是DASH饮食的示例，供您参考。

DASH饮食示例

（成人体重70千克，轻体力活动30千卡[1]/千克体重）　　单位：克

餐别	食物名称	原料	质量	蛋白质	脂肪	糖类
早餐	全麦面包	全麦粉	200	11.5	1.2	74.4
	菜椒 马铃薯片	马铃薯	50	1	0.1	8.6
		橄榄油	5	0	5	0
		菜椒	100	1.4	0.3	5.8
	白灼西蓝花	西蓝花	100	1.8	0.7	0.9
		蚝油	10	0.135	0.025	1.1
		橄榄油	3	0	3	0
餐后 水果	猕猴桃	猕猴桃	200	1.6	1.2	29

---

[1] 1千卡≈4.19千焦。——编者注

续表

餐别	食物名称	原料	质量	蛋白质	脂肪	糖类
午餐	芹菜炒河虾	河虾	100	12.7	9	1.5
		芹菜	200	1.6	0.2	7.8
		豆油	5	0	5	0
	香菇炒菜心	油菜心	100	1.3	0.4	2.7
		蘑菇	30	0.9	0	1.4
		豆油	5	0	5	0
	杂粮饭	大米	50	3.3	0.4	38.7
		红豆	10	2	0.1	6.3
餐后水果	苹果	苹果	200	0.4	0.6	29.4
晚餐	玉米面饼	玉米面、全麦面	100	8.1	3.3	75.2
	腰果	腰果	20	3.6	8.8	6
	小白菜炖鲌鱼	鲌鱼	100	19.9	7.4	2.2
		小白菜	200	3	0.6	5.4
		豆油	5	0	5	0
	蔬菜沙拉	甘蓝	50	0.8	0.1	2.3
		菠菜	50	1.7	0.2	1.8
		番茄	50	0.5	0.1	2
		胡萝卜	50	0.7	0.1	5.1
		酸奶	50	0.1	3.9	0.1
质量合计/克			2043	79.5	58.8	312.6
能量合计/千卡			2101.1	318.0	527.7	1255.3
能量百分比/%			100	15.1	26.1	59.7

血中的伤人暗器：同型半胱氨酸

当身体处于代谢不良的状态时，血液中的一种氨基酸——同型半胱氨酸就会堆积，增加心脏病、脑卒中、某些癌症、抑郁症和早老性阿尔茨海默病的发病风险。同型半胱氨酸由甲硫氨酸转化而成，人体可以将其转化成谷胱甘肽和S-腺苷甲硫氨酸，都是对大脑和身体有益的物质。但如果B族维生素和叶酸不足，催化同型半胱氨酸转化的酶就无法正常工作，使同型半胱氨酸的水平上升，同时谷胱甘肽和S-腺苷甲硫氨酸水平就会降低。每天补充2毫克的维生素B_6、2.4微克的维生素B_{12}和400微克的叶酸可改善这个代谢途径。这些维生素在猪肝、鸡蛋、大豆、芦笋、彩椒、葵花子和芹菜中含量较丰富，烹调时应尽量缩短烹调时间，否则将导致这些维生素分解。血液中升高的同型半胱氨酸会损伤动脉、大脑，甚至DNA。身体的代谢紊乱状态、老龄、男性因素会升高同型半胱氨酸水平。这些都是不可控的因素。此外，过量饮酒、吸烟、久坐、缺乏运动、肠道菌群紊乱、生活压力过大、完全素食、缺乏维生素B_{12}、食用过量的盐也会增加同型半胱氨酸的水平，但这些因素是可控的，我们完全可以从日常的生活饮食习惯方面改善同型半胱氨酸的水平。

慢性毒药：反式脂肪酸

工业生产中，为了使植物油更加稳定，要在不饱和脂肪酸的分子中加氢（氢化），使之成为饱和脂肪酸，所以也称氢化油。反式脂肪酸就是在氢化过程中形成的。当多不饱和脂肪酸通过氢化被硬化时，一些不饱和脂肪酸最终并没有成为饱和脂肪酸而是化学结构被改变。这一化学结构的改变制造出了反式不饱和脂肪酸，它在性状上类似饱和脂肪酸，而这种性状的变化改变了它对人体健康的作用，成了实实在在的"科技狠活"。反式脂肪酸可升高低密度脂蛋白胆固醇（LDL-C）水平，降低高密度脂蛋白胆固醇（HDL-C）水平，并损伤血管，从而增加冠状动脉粥样硬化性心脏病（冠心病）的风险；人造奶油中的反式脂肪酸可诱发肿瘤、2型糖尿病等疾病。反式脂肪酸摄入量与所选择的食物种类和摄入量有关，人造奶油、人造黄油、植物奶油、油炸食品、奶酪制品、氢化植物油、植物咖啡伴侣等食品都含有反式脂肪酸。例如，人造奶油最高可以含18%的反式脂肪酸。我们应仔细检查食物成分（配料）表，记住反式脂肪酸是我们的慢性毒药，尽量避免吃含有反式脂肪酸的食物。

对"管道"维护的建议

针对血管损伤的原因，我们总结了5条建议，而这些建议对于其他慢性疾病同样有效，只不过对于其他疾病的底层原因，还需要增加一些特殊措施。

- 将肥胖放在关注的首要位置。做到"已饥方食，未饱先止"，控制并保持理想体重，18.5＜BMI[①]＜24，老年人BMI可以放宽到20～27千克/身高（米）的平方；男性腰围＜90厘米，女性腰围＜85厘米；男性体脂率＜25%，女性体脂率＜30%。
- 提高植物性食物的摄入量，适量摄入肉类，保证充足的膳食纤维，如多吃芹菜、木耳、菠菜等。
- 饮食清淡，戒烟限酒，尽量少吃油炸、烧烤等高温烹调类食物，避免反式脂肪酸的摄入。
- 补充适量的矿物质和抗氧化、抗炎食物。

———————

① BMI：体重指数，BMI＝体重（千克）/身高（米）的平方。——编者注

- 尽可能减少烹调用盐，每人每日食盐摄入量不超过5克，建议使用可定量的盐勺；减少酱、酱油等含钠盐的调味品用量；少食或不食含钠盐量较高的各类加工食品，如咸菜、火腿、香肠等。

动脉粥样硬化中的主动脉脂质条纹在5岁左右时就可能出现，15～24岁增长加快；纤维斑块在20多岁时缓慢出现，30岁后迅速增多，40岁后病变稳定发展。因此，与血管损伤的斗争是一个漫长的过程，需要具有长期思维，炎症和氧化应激应被同等对待，而血脂对血管的损伤同样是一个重要的损伤原因，在下一章我们将为您做进一步的解释。

也许有人会说这些都是常识，大家都知道。但所谓常识的问题是当您知道它时，才觉得"我早就知道了"。在心理学上这称作"后见之明偏差"。就像丹麦哲学家索伦·克尔凯郭尔说的那样："生活是正着来活，却是倒着去理解。"在医学的研究过程中，存在大量的"噪声"，点点滴滴有用的信息常会被淹没在堆积如山的无用信息之中。研究者一旦发现蛛丝马迹，只有顺着这条线索坚持追踪，才有机会找到它与疾病的关联，这是非常艰难且小概率的过程。这5条建议并不足以扳倒"损伤血管的魔王"，它们只涵盖预防血管损伤的几个方面，事实上，预防血管的老化还需要更多的控制因素，但它是您迈向健康的一小步。当您做到了这几点并阅读完这本书后，您自然就会知道还有哪些方面是需要特殊注意的，您将行往何处。

Part
TWO
第二章

拒绝甜蜜蜜和油腻腻

健康的乞丐比有病的国王幸福。

——叔本华［德国哲学家］

糖尿病因彗星降临而生？

很多中年人不敢多吃糖，因为怕患上糖尿病。全世界有5亿多人患有糖尿病，尤其多发于40岁以上的成年人或老年人。糖尿病分为1型糖尿病和2型糖尿病。1型糖尿病又称青少年型糖尿病，其患病人群通常比较年轻。一般认为，它是一种自身免疫性疾病，即身体的免疫系统自发攻击胰腺中的胰岛细胞，从而导致人体分泌胰岛素严重不足或无法分泌胰岛素。而胰岛素是人体中唯一可以降低血糖的激素。当分泌的胰岛素不足时，身体无法利用血液中的葡萄糖，导致血糖堆积在体内从而升高，因此，需要终身注射胰岛素来治疗。2型糖尿病常见于中年人和老年人。这些患者的身体逐渐对胰岛素越来越不敏感，血糖也慢慢难以维持，因此，需要口服相关药物增加对胰岛素的敏感性来控制血糖水平。95%以上的糖尿病患者都属于2型糖尿病。

糖尿病的发生至今还是一个谜，但现在有新的研究认为寒冷环境可能是人类出现糖尿病的原因。有一个现象，在全球范围内，所处位置越靠近地球两极，糖尿病的发生率越高；越靠近赤道，发生率越低。如欧洲后裔人群，特别是北欧，1型糖尿病的发生率更高。但是，对于非洲这些热带地区，患糖尿病者却比较少。这可能与"新仙女木事件"有关。新仙女木事件，也称为克洛维斯彗星假说，是解释末次冰期之后新仙女木期的科学假说。科学家在欧洲大陆的土壤中发现了一种野花花粉，这种野花就是仙女木。仙女木通常生长在极寒气候中，所以当欧洲大陆的气候变得特别寒冷时，它才会在那里生长。

据推断大约1.3万年前，克洛维斯彗星与地球相撞，在格陵兰岛形成一个直径约31千米、深约800米的陨石坑。大爆炸产生的热量和压力可能融化了格陵兰岛的冰层，改变了气流，并对气候产生了影响，引起大量灰尘。这些灰尘遮天蔽日，地球温度骤降，导致很

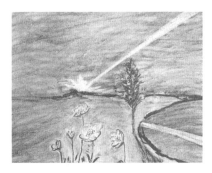

一颗彗星撞在了地球上，与新仙女木

多大型动、植物死亡。猛犸象就是在这个时期灭绝的。此后，地球经历了一个长达1300年的"春寒期"，即新仙女木期。

那个时期的气候从温暖到寒冷，用了3年时间就下降了大约30℃。欧洲人的祖先就经历了非常剧烈的温度下降。研究人员认为，可能就是高血糖帮助他们在极寒气候中生存下来的。这个推论与一种青蛙有关。北美洲有一种林蛙（学名为木蛙），一到冬天温度大幅度下降，木蛙就会彻底地冻结。对其他物种来说，如果被冻成冰，体内的血液就会形成冰晶，刺破细胞膜和血管导致死亡。可是，木蛙被冻结之后，待温度上升，它又会解冻，一切恢复正常。这是因为当温度降到一定程度时，木蛙会把身体里的水分转移到腹部，同时，它体内的血糖水平会升高几百倍，而血糖升高能大大降低其血液中残留水分的冰点。纯净水于0℃时就结冰了，但是如果水里有糖或盐，冰点就会下降，即使冻结也不形成冰晶。所以，木蛙冻结时，细胞和血管就不会被刺破，在解冻后还能存活。

而排出体内水分，让血糖升高也可能有助于人类度过寒冷时期，如寒冷时排尿次数变多。其实，排尿就是排出多余的水分，让血液黏稠度增加。血液黏稠度增加了，血糖水平也就增加了。此外，糖可以让机体迅速合成脂肪抵御严寒。如果高血糖曾帮助人类在寒冷的环境

中存活下来，就可以解释为什么很多现代人会发生糖尿病了！这可能是人类曾经的一种天赋异禀。当然，这只是一种假说呦！

肥而甜的杀手

我们从上一章中知道是肥胖按下了启动炎症的按钮，启动的程序会先破坏一些细胞和血管，接下来疾病像多米诺骨牌一样接连出场，先是血压升高，接着糖尿病出场。其实胰岛素是一个重要的关键点，它是由胰腺中散在的胰岛细胞所分泌的。其主要功能是促进机体组织摄取并利用葡萄糖、促进蛋白质和脂肪的合成、促进机体利用血液中的糖分和蛋白质，降低血糖。胰腺的位置在腹腔中肝脏和消化道附近，周围有丰富的腹部血管，肥胖的腹部脂肪和饮食中的营养物质非常容易到达胰腺，这一点与肝脏吸收糖和脂肪转化为脂肪肝的原因非常相似。因此，糖、脂肪，尤其是游离的脂肪酸和腹部脂肪产生的炎症因子也很容易进入胰腺的血液循环，刺激胰岛细胞加班工作（分泌胰岛素），直至它们过劳死去（胰岛细胞凋亡、死亡）。此时胰岛素分泌就会不足，加上全身的炎症，血液中到处是用不掉的葡萄糖，导致糖尿病被促成，血糖开始飙升。血糖又加速血管的硬化、损伤和血压的升高，更多的隐患正蓄势待发。脂肪（甘油三酯）由1分子甘油和3分子脂肪酸组成，在血液中的存在形式一般就是甘油三酯，但如果脂肪过多或脂肪细胞被破坏，脂肪就可能被分解成甘油和脂肪酸。如果这些脂肪酸没有和蛋白质结合，而是一种独立的存在时，称为游离脂肪酸。它们具有很大的危害性，能够刺激胰岛细胞损伤，甚至发生凋亡，也能使机体其他组织对胰岛素的作用不敏感。

但脂肪是被谁喂出来的呢？答案主要是糖类、总能量和脂肪。糖类不一定都是甜的，如淀粉就不甜，但它是由数千个葡萄糖分子通过糖苷键连接在一起的。200年前，糖（甜的碳水化合物）还是非常昂贵的商品，糖尿病被称为富贵病。而现在糖尿病已经成为常见病，因为糖不再是奢侈品而是廉价的工业产品。一直以来糖在自然界都是稀缺物质，至今机体还没有能力代谢更多的糖。人类天生就被甜味所吸引，这是古老的生理机制，让我们储存能量，对抗寒冷。当糖变得丰富时，我们的身体却停不下储存的习惯，让我们发胖，产生代谢的问题。

我们这里所说的糖类主要指多糖、双糖和单糖。双糖和单糖容易被吸收进入血液。多糖的淀粉也容易被消化吸收。一大杯甜饮料会使我们的血糖迅速攀升，同时使胰岛素大量释放，会导致血糖控制系统瞬间超负荷运转，让我们的身体组织浸泡在甜甜的液体和过高的胰岛素中。这些让血糖迅速攀升的糖都很甜——白糖、红糖、麦芽糖、葡萄糖，此外还有果糖、蜂蜜和糖浆。这样的情况每发生一次，那些没被机体消耗掉的能量就会默默地以甘油三酯（脂肪或成为血脂）的形式储存，假以时日就会肥胖甚至发生高脂血症。更危险的是腹部肥胖，脂肪大片地粘在肠系膜上、包裹在胰腺上，进一步毒害我们的胰腺和肝脏，诱发胰岛素抵抗。因此得出一个阶段性的结论：过多的糖分、过多的脂肪、过多的能量、过少的能量消耗都是培养肥胖和糖尿病的土壤。而心脑血管疾病、癌症也经常伴随在这几棵有毒植物旁一起慢慢滋生。

但我们又离不开糖类和血糖，糖类是机体的主要能量来源，红细胞是人体最多的细胞，红细胞只能利用葡萄糖。大脑主要利用葡萄糖，不管您是否在思考，大脑都会消耗机体20%～25%的能量。当血糖不足或无法利用血糖时，酮体升高，大脑就会利用酮体供能。酮体是血糖太低或机体无法利用血糖时，机体利用脂肪产生的3种分子。阿尔茨海默病患者的脑细胞葡萄糖代谢严重下降，发生胰岛素抵抗，在确诊前20年就可能已经出现葡萄糖供能缺乏的情况，持续进展进入恶性循环，从而造成脑细胞能量耗竭。身体利用糖类也是最快捷的，运动员在比赛之前要摄入较多糖类来补充糖原。糖原是动物的多糖，储存在肌肉和肝脏之中；淀粉是植物生产的多糖，储存在种子和果实里。由此可见，机体离不开糖类，但不需要太多，将血糖维持在一个稳定水平才是最安全、健康的。

血糖经常在体检单中出现，一般是以"空腹血糖""餐后血糖""糖化血红蛋白"出现在体检报告单上。如果空腹血糖＞6.1毫摩尔/升、餐后血糖＞7.8毫摩尔/升、糖化血红蛋白＞6.1%，那就说明血糖出现了问题，高血糖会进一步转变成脂肪，升高的血糖也会形成AGEs。还记得AGEs吗？它的中文名为晚期糖基化终产物。我们知道氧化应激会损伤机体的各个部位，让机体老化，机体就像是"生了锈"。而形成AGEs则是另一种老化，它是蛋白质、脂类与葡萄糖结合所发生的老化，称为"糖化"，就像是"脆皮"。皮肤的胶原蛋白发生过多的糖化就会出现色斑和皱纹；血管的蛋白质发生过多的糖化就会变硬，发生动脉粥样硬化；脑神经细胞的蛋白质与AGEs缠结在一起会加速阿尔茨海默病的发生；AGEs增多同样会诱发慢性炎症。随着血糖的升高，AGEs在体内就能够形成，而且在我们的食物中也会形成，如烤焦的面包和肉类，这些经高温加工的食品是AGEs的第二个来源。

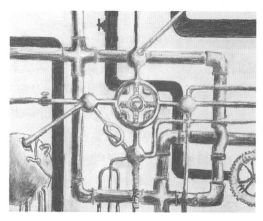

能想象人体内的"管道"如果变成"脆皮"会是什么样吗？

在糖尿病体检中，糖化血红蛋白（HbA1c）就是AGEs的初期反应物质，红细胞含有血红蛋白，糖化血红蛋白反映2~3个月血糖的平均水平。AGEs会对血管、肾脏、肌肉、胶原蛋白造成损害。由于AGEs升高，糖尿病患者的血管比健康人提早衰老10年，阿尔茨海默病和帕金森病患者的脑病灶内都含有大量的AGEs。2型糖尿病发病越早，高血糖持续时间越长，病理过程进展越快。血糖的陡然升高会使脂肪堆积在腹部，然后血糖又很快降至谷底，让我们昏昏欲睡，需要咖啡因来解围，如此反复，会使我们的机体长出"锈迹"，变成"脆皮"。因此可以很容易地推想出来，我们需要将血糖稳定在一个平缓的水平，不多也不少才好。

了解升糖指数（GI）助力稳定血糖

我们食谱里有一半以上都是糖类。主食占了相当一部分，而主食的主要成分就是淀粉。淀粉分为直链淀粉和支链淀粉。直链淀粉是由数千个葡萄糖分子通过线性连接而成的，黏性差，遇碘呈蓝色，容易出现"老化"现象，形成难消化的抗性淀粉。支链淀粉黏性大，遇碘产生棕色反应，容易"糊化"，更易被消化吸收，其血糖生成能力较直链淀粉更大。普通玉米淀粉约含26%的直链淀粉，而糯玉米、黏高粱和糯米淀粉几乎全为支链淀粉。支链淀粉容易被吸收，食用之后血糖升高更快。不同食物使血糖升高的速度差异很大，这主要是因为食物中糖类的组成不同，不同糖类的消化吸收率不同。相对于淀粉，由于玉米糖浆和蜂蜜中的单糖含量高，摄入后血糖升高更快；如果膳食纤维含量高，血糖升高就较慢。既然食物中糖类的存在形式与其消化吸收后的血糖密切相关，那我们就可以用一些办法知道哪些食物更容易使血糖升高，会用到两个工具——食物血糖生成指数［简称生糖指数（Glycemic index，GI）］和血糖负荷（GlycemicLoad，GL）。食物的

GI是反映食物中糖类升高血糖速度的指标。GI是食用含50克糖类食物产生的血糖变化，与50克纯葡萄糖产生的血糖变化做比，得到的百分数。即：GI＝含50克糖类的某食物摄入后2小时血糖曲线下面积/50克葡萄糖摄入后2小时血糖曲线下面积×100%。注意：GI是一个百分数，只是使用过程中将百分号忽略了。葡萄糖的GI是100（100%），所以越是高GI食物，其糖类升高血糖的能力越接近葡萄糖。低GI值（＜55）糖类的消化、吸收和代谢更慢，导致血糖升高更少或更慢，进食这种食物，血糖也就更稳定。最近的研究表明，低GI饮食通过降低空腹血糖、糖化血红蛋白和C肽的水平，来调节体重与食欲。餐后高血糖、糖尿病前期、胰岛素敏感性受损人群应选择低GI食物，从而降低2型糖尿病和肥胖的发生风险。

联合国粮食及农业组织（FAO）和世界卫生组织（WHO）建议用低GI食品替代高GI食品。澳大利亚、新西兰、英国、印度尼西亚和南非的食品标准机构允许GI作为健康声明，食品标签上存在"低GI"标志有助于有健康意识的消费者选择更健康的包装食品。

一般食物GI分类标准如下：GI≤55时，该食物为低GI食物；55＜GI＜70时，该食物为中等GI食物；GI≥70时，该食物为高GI食物。

因此，了解GI，合理安排膳食，只要将一半的食物从高GI食物替换成低GI食物，对于调节和控制血糖就大有益处。

不同GI的食物

高GI食物									
熟红薯	89	饼干	83	煎饼	80	油条	75	爆米花	72
馒头	88.1	年糕	82	烙饼	79.6	甜甜圈	75	西瓜	72
蜜糖	87	冰淇淋	82	炸薯条	77	冰蛋糕	73	木薯	70
大米饭	83.2	玉米片	81	黑面包	76	蜂蜜	73	麦片	70

续表

中GI食物									
马铃薯泥	69	菠萝	66	粗麦粉	65	米粉	61	木瓜	59
小麦片	69	啤酒	66	葡萄干	64	莲藕	60	巧克力	57
全麦面包	69	哈密瓜	65	甜菜	64	栗子	60	橘子汁	57
玉米面	68	南瓜	65	小米粥	62	荞麦面条	59	酥皮糕点	56
低GI食物									
藜麦	53	橙子	43	鲜玉米	37	鸡蛋	32	西蓝花	15
猕猴桃	52	鲜枣	42	苹果	36	番茄	30	芹菜	15
香蕉	47	草莓	40	山药	35	桃	28	大豆	15
葡萄	46	牛奶	39	胡萝卜	35	黄瓜	23	花生	14

血糖负荷（GL）是升级的GI

GI是基于糖类的升高血糖速度考虑的，但并没有考虑到食用的分量。例如，健康、营养又低GI的全麦面包，如果食用量过大，一样会热量超标，造成肥胖。反之亦然，即使是高GI值的食物，少量食用也是可以的。因此在GI值的基础上，血糖负荷（GL）是用来评价摄入一定量某种食物对人体血糖影响的幅度，反映食物对餐后血糖的影响。GL比GI更能全面评价食物引起血糖升高的能力。即：GL＝GI×100克食物中糖类的含量。

当GL>20时，为高GL，对血糖影响明显；当10≤GL≤20时，为中GL，对血糖影响一般；当 GL<10，为低GL，对血糖影响较小。部分GI高的食物其实GL偏低，这是因为有些食物即便GI高，但糖类的比例低，故GL偏低。最明显的例子是西瓜，西瓜的GI虽高，但因几

乎都是水分，糖类的比例非常低，因此即使食用一些，血糖值的上升速度依然偏低。很遗憾，很多人几乎不知道GL，却只关注GI。所以说，食物对血糖的影响，不仅与这种食物的GI有关系，数量更起到了决定性作用。即使是低GI的食物，超过了一定数量，对血糖的影响也是很大的。因此，大家在选择食物时一定要控制好总量，也就是要控制好全天摄入的总能量。

不同GL的食物

高GL食物（100克食物）									
麦芽糖	86.1	麦片	38	藕粉	30.3	面包	27	小米粥	22
蜂蜜	55	炸薯条	31	大米饭	30	荞麦面条	25	玉米片	21
馒头	41	玉米面	31	葡萄干	28	米粉	23	面条	21
中GL食物									
马铃薯	19	饼干	16	芭蕉	13.7	芋头	12.5	腰果	11
枣	18	煎饼	16	藜麦	13	香蕉	12	煮红薯	10.7
黄豆	17	荞麦	15	橙汁	13	木薯	12	蚕豆	10.1
绿豆	16.9	鲜玉米	14	山药	13	豆奶	11	黑豆	10
低GL食物									
莲藕	7.4	木瓜	5	豌豆	4	酸奶	3	牛油果（鳄梨）	1
猕猴桃	6.2	牛奶	5	西瓜	4	桃子	2.5	洋葱	1
苹果	6	扁豆	5	梨	4	草莓	2.4	鸡蛋	1
菠萝	6	番石榴	4.4	火龙果	3.5	花生	2.3	番茄	0.6
芸豆	6	葡萄	4.3	核桃	3.4	柚子	2.3	卷心菜	0.5
黑巧克力	6	橘子	4.2	杨桃	3	樱桃	2.2	豆奶	0.3
提子	5.6	橙子	4	杏	3	李子	2.1	西蓝花	0.2
蓝莓	5.4	哈密瓜	4	南瓜	3	胡萝卜	2	芹菜	0.1

低GL、低GI食物加上一些蛋白质可以更好地稳定血糖。如糙米加上藜麦和大豆，或者黑麦面包配上炒蛋。富含膳食纤维的食物也可以帮助稳定血糖和血脂，如燕麦、芹菜、西蓝花。富含糖类的食物不仅为机体供能，还有许多其他益处，如全谷物食物、蔬菜、豆类和水果在提供丰富维生素、矿物质、植物化学物和膳食纤维的同时不含或只含少量脂肪。人们熟知的膳食纤维对健康的益处包括：①维持正常的血液胆固醇浓度以及降低心脏和动脉疾病的风险；②调节血糖浓度，降低患糖尿病的风险；③维持健康的肠道功能，降低患肠道疾病的风险；④维持健康体重。然而，纯化的膳食纤维（补充剂）通常又不会显示出这些好处。任何重视健康的人最明智的选择是每天从各种食物中获取膳食纤维，而非依赖补品或添加到精制食物中的纯化膳食纤维。另外就是细嚼慢咽，要优于狼吞虎咽。

柚子、梨、苹果、李子、鲜枣、樱桃等低GI水果更适合摄入。但如果血糖不稳定，可先用番茄、黄瓜等替代水果，等血糖控制平稳后再适量吃水果。果干、水果罐头、味道很甜的水果应尽少食用。为了控制成年人体重，不建议餐前和餐后1小时之内食用水果，这有利于控制进餐总量，避免过饱。而作为加餐的两餐之间的水果既能补充水分，又能获取丰富的营养素，防止低血糖。还有一种就是烹调的方式。粥比米饭更容易升高血糖（相同成分的米），因为粥的结构被破坏得更为完全。面包比意大利面更容易升高血糖，因为意大利面不经过发酵，也不会烹调很长时间，比松软的面包吸收得更慢，还有煮马铃薯比烤马铃薯和马铃薯泥升高血糖更慢。血糖升高的高峰损伤了我们的血管，升高的多巴胺让我们短时间内精神抖擞，而随之而来的低谷又使我们昏昏欲睡，渴望再摄入精制的糖类。这就是成瘾，食物的成瘾在后面我们还会提到。

稳定血糖的建议

避免摄入过量的能量和糖

我们平时摄入的糖有一部分是明显的，如蜂蜜、糖果、冰淇淋、甜饮料等，但更多是隐形的。例如，炒菜时会添加糖，有些肉类制品、面包、水果、烤冷面等也含糖很多，还有80%的工业食品都会添加糖。糖除了提供能量，没有任何营养。当某种食物出现只能提供能量而提供很少其他营养素的情况时，其通常称为空卡路里（简称空卡）。糖、酒精和脂肪就属于空卡。这样的食物营养密度极低。空卡最常见的来源是高度加工或精制食品。这些食品通常含有大量的脂肪和糖。当然，也不能大量吃甜水果，现在培育的水果含糖量越来越高，而铁、钙、维生素A等含量越来越低，3个苹果就相当于一听可乐，而且其中的果糖还更容易诱发肥胖和脂肪肝。隐形糖的来源有很多，几乎所有的加工食品都会添加糖，我们应该多注意食品的标签，标签中标识的碳水化合物一般大部分来自糖。

减少高淀粉类食物的摄入（不是不吃主食）

机体50%~65%的能量来源于糖类，这个数据平时无法得到，只有通过膳食评估才可以估算出来。白米饭、面包、馒头、面条、马铃薯、粉条等都是高淀粉类食物。应将精制糖类部分替换成含复杂糖类的低GI和低GL食物（如小米、藜麦、荞麦、燕麦、黑米、豆类等全谷类食物）及蔬菜（如西蓝花、甘蓝、豌豆、芹菜等），这些食物膳食纤维丰富，可以使血糖的释放放缓、稳定血糖、防止便秘、预防癌症。同时，蓝莓、蔓越莓、核桃和咖啡（不是加很多糖和咖啡伴侣的咖啡）有利于控制血糖。

减少食物中AGEs的摄入

不同的烹调方式导致AGEs在食物中的含量差异巨大，食品标签不会标AGEs。相同的鸡肉，油炸、烧烤的比水煮的AGEs要多5倍，因为高温烹调会产生大量的AGEs。而醋可以在烹调过程中减少AGEs的生成，所以烧烤之前食材用醋浸泡就会减少AGEs的生成。紫外线也会使皮肤中的AGEs猛增，产生皱纹和色斑。此外吸烟后30分钟左右，体内AGEs也会增加。维生素B_1和维生素B_6有很强的抗AGEs效果。

适量运动

摄入的能量要有一个去处，那就是运动。运动可以是拖地、扫地等家务，可以是每天6000步的走步，可以是每小时站起来的踱步，也可以是每天30分钟的力量训练和拉伸训练，只要不过量，不影响健康，适量运动对每个人都是有利的。

油腻的陷阱

脂类包括两类物质：脂肪和类脂。脂肪又称甘油三酯，占体内脂类的95%。类脂包括磷脂和固醇类，是细胞膜、机体组织器官和神经组织的主要成分。我们的细胞膜就是由磷脂双分子层包裹着的，也就是说，我们被脂类重重包裹、保护着。但是如果人体脂类堆积过多，就会发生肥胖和高脂血症。过高的血脂一方面来自过量摄入动物性食物和各种油脂；另一方面来自过量的糖类，如蔗糖、果糖、葡萄糖、淀粉类食物等，糖类进入血液会很快转化为脂肪，储存在皮下、腹部及肝脏。精制糖类的危害在上一部分已经了解，另一个肥胖的帮凶就是脂肪。有几种脂肪的破坏性尤其厉害，那就是胆固醇、饱和脂肪酸和反式脂肪酸。它们不仅与心脑血管疾病有关，还与糖尿病、脂肪肝有关。

头号陷阱：胆固醇

1856年，现代细胞病理学的奠基人——德国病理家鲁道夫·魏尔肖首先提出胆固醇在血管壁堆积导致心脑血管疾病的脂质浸润学说。但关于胆固醇在人类动脉粥样硬化中作用机制的研究在20世纪40年代才真正开始，因为之前人们普遍认为斑块是衰老的必然后果，无法预防。魏尔肖也是第一个发现白血病的人，他最著名的理论则是其在1858年发表的"每一个细胞都来自另一个细胞"。他认为疾病发生的过程是某些细胞而非整个器官发生病变。魏尔肖的另一著名发现是肺动脉血栓栓塞的形成机制，并提出了"栓塞"这一术语。他发现肺动脉中的血凝块是由来自静脉的血栓发展而来的，并描述道："软化的血栓末端脱落大小不一的小碎片，被血流带至远端的血管，这引起了常见的病理过程，我把这一过程命名为栓塞。"

弗莱明翰研究是关于胆固醇升高引发动脉粥样硬化的流行病学研究。该研究共纳入5209名年龄在30~62岁的健康男性和女性受试者，每两年对有关心脑血管疾病的相关检测项目追踪复查一次，目的是研究遗传与环境因素对冠心病的影响。通过30年的追踪观察证实，血胆固醇>7.8毫摩尔/升的患者中有90%发生冠心病，有心肌梗死病史的男性平均血浆胆固醇高达6.3毫摩尔/升。该研究揭示胆固醇水平和冠心病显著相关。而另一项多因素干预试验（MRFIT）则对356222名男性进行为期6年的随访，发现冠心病死亡风险随年龄与血胆固醇增高而进行性增高，血胆固醇水平与冠心病发生风险构成一条连续的曲线，即使血胆固醇水平在正常范围内（<5.2毫摩尔/升），冠心病风险仍随血胆固醇水平上升而增加。因此，血胆固醇与高脂血症、动脉粥样硬化、冠心病等疾病相关，但研究均未发现胆固醇摄入量与冠心病发病和死亡有关。这说明人体自身代谢紊乱才是导致胆固醇升高的主要因素。虽然对健康人群胆固醇的摄入不再严格限制，但对膳食胆固醇敏感者和代谢障碍者（糖尿病、高脂血症、高血压、动脉粥样硬

化、冠心病等患者），必须强调严格控制膳食胆固醇和饱和脂肪酸的摄入量。虽然胆固醇升高对人体有害，但是胆固醇是细胞膜的重要成分，机体90%的胆固醇存在于细胞中；也是机体许多重要活性物质的合成材料，如胆汁、性激素（如睾酮）、肾上腺素（如皮质醇）及维生素D等。胆固醇在体内转变成7-脱氢胆固醇，后者在皮肤中经紫外线照射可转变成维生素D$_3$。胆固醇的吸收率只有30%，而且大部分胆固醇是人体自身合成的内源性胆固醇，肝脏和肠壁细胞是人体内合成胆固醇最旺盛的组织，所以胆固醇过多的问题也许出自这里。专家建议每天摄入50～300毫克胆固醇为佳。200毫克相当于1个鸡蛋中的胆固醇含量或3～4个鸡蛋胆固醇的可吸收量。

脂肪也有好坏之分

人体约由63%的水、22%的蛋白质、13%的脂肪和2%的其他物质组成，机体的每一个分子都来自食物和水。适量、优质的食物，可以让机体在物质层面最大限度地抵御疾病的威胁。在过去的100年里，人类脂肪的摄入量约增加1倍，精制糖的摄入量增加数倍，膳食纤维和不饱和脂肪酸的摄入量明显减少。变化的食物成分与健康密切相关。脂肪有两个基本类型，即饱和脂肪和不饱和脂肪。在现在的物质条件下，饱和脂肪不是急需的，而且大量摄入会导致各种疾病，其主要来源是肉类和乳制品。不饱和脂肪分为两种：一种是单不饱和脂肪，在橄榄油中含量高；一种是多不饱和脂肪，在坚果、种子和鱼中含量丰富。固态的油脂称为脂肪，液态的油脂称为油，都是由1分子甘油和3分子脂肪酸构成的。在细胞内利用时，油脂便分解成脂肪酸的形式发挥作用，就是游离脂肪酸。

人类大脑的60%是脂肪，这些脂肪中的1/3属于必需脂肪酸。人体有两种脂肪酸（属于必需脂肪酸）不能合成，它们是亚油酸和α-亚麻酸，都是多不饱和脂肪酸，分别属于n-6脂肪酸（或ω-6脂肪酸，数字6代表第一个不饱和键的位置）和n-3脂肪酸（或ω-3脂肪酸，第一个不饱和键的位置在第3个碳的位置上）。α-亚麻酸是n-3系列脂肪酸的母体。其碳链能被延长为更长链的多不饱和脂肪酸，如二十碳五烯酸（EPA）和二十二碳六烯酸（DHA）。含有α-亚麻酸的植物油和鱼油（主要包含EPA、DHA，它们可是油脂中的明星）是n-3系列多不饱和脂肪酸的主要来源。其中，DHA（C22：6，n-3）是视网膜光受体中最丰富的多不饱和脂肪酸，是维持视紫红质正常功能所必需的。同时，DHA还具有促进胎儿大脑发育的作用。EPA具有降低胆固醇和甘油三酯的作用，可降低血液黏度以及动脉粥样硬化等心脑血管疾病的发病风险。此外，n-3系列脂肪酸在冠心病、高血压、关节炎、其他炎症性和自身免疫性疾病、阿尔茨海默病及肿瘤的防治中具有一定的生物活性。石器时代，n-3脂肪酸和n-6脂肪酸的比例应该是1：1，身体可接受的比例应该是1：4左右。而现在，n-3脂肪酸与n-6脂肪酸摄入的比例是1：10，甚至1：20，这是因为植物油中n-6脂肪酸较多，且n-3脂肪酸的摄入量又不足。此外，由于摄入饱和脂肪酸的量多，但饱和脂肪酸仅仅是提供能量的燃料，摄入量多了就会挤占植物油以及鱼类、坚果、种子等食物中含有的健康脂肪。将饮食中饱和脂肪酸的摄入量从供热量的14%降至5%～6%，可显著降低低密度脂蛋白胆固醇的水平。这就是因纽特人很少发生心脑血管疾病的原因，因为他们的食物中含有大量的深海鱼油。深海鱼油富含EPA和DHA；豆油、紫苏籽油和亚麻籽油富含α-亚麻酸；植物油普遍含有亚油酸，但可可油、棕榈油和椰子油只富含饱和脂肪酸。这些富含多不饱和脂肪酸的油类平时最好用封闭的容器低温存放，不要长时间放置，不要作为油炸用油，因为加热和氧化会破坏它们的结构，甚至产生氧自由基。如果必须油炸，可以用椰子油。总脂肪的摄入量每天不宜超过30克，过多的脂肪摄入会直接导致总能量过高，从而导致肥胖。

监视坏脂肪

饱和脂肪酸的碳链中没有不饱和双键，一般动物脂肪（如牛油、奶油和猪油等）和一些食用植物油（如可可籽油、椰子油和棕榈油等）含量较多。以饱和脂肪酸和反式脂肪酸含量高、n–3多不饱和脂肪酸含量低为特征的西方膳食模式可导致慢性疾病的发生率升高，如肥胖、血脂紊乱、胰岛素抵抗、心脑血管疾病、2型糖尿病和一些癌症。

最近，芬兰学者利用荟萃分析（Meta分析）发现，减少膳食中饱和脂肪酸含量可降低2型糖尿病患者发生心脑血管疾病的风险。膳食中饱和脂肪酸可以升高低密度脂蛋白胆固醇的水平，而低密度脂蛋白胆固醇浓度的升高会增加心脑血管疾病的发病风险。这可能是膳食中饱和脂肪酸导致心脑血管疾病的一个重要因素。在世界各地的公共卫生指南中倡导减少膳食中饱和脂肪酸含量而支持不饱和脂肪酸，普遍共识是膳食中饱和脂肪酸不应超过总能量摄入量的10%，并且这些建议得到系统综述和Meta分析等循证医学的支持。例如，英国学者在2020年合并了12项随机对照试验（RCT）发现，随着膳食中饱和脂肪酸的减少，心脑血管疾病发生的风险降低17%，并且从膳食中去除的饱和脂肪酸数量与心脑血管疾病发生风险之间呈线性关系。

减少膳食中饱和脂肪酸的摄入量通常采用等能量膳食替代的方法，即利用其他类型的膳食脂肪或常量营养素的增加来减少饱和脂肪酸的摄入量。有证据表明，膳食中饱和脂肪酸会增加低密度脂蛋白胆固醇的水平，而用多不饱和脂肪酸取代饱和脂肪酸则会降低低密度脂蛋白胆固醇。相对于饱和脂肪酸，食用含不饱和脂肪酸为主的膳食发生心脑血管疾病的风险较低，如地中海饮食就是典型的低饱和脂肪酸饮食（减少了肉类、黄油和奶油，增加了鱼和坚果等），地中海饮食模式可降低心脑血管疾病的发病率。2019年英国营养科学咨询委员会报道了来自随机对照试验的结论，即支持用不饱和脂肪酸（包括单不饱和脂肪酸和多不饱和脂肪酸）来替代整体膳食饱和脂肪酸，可降低总胆固醇和低密度脂蛋白胆固醇的浓度。与单不饱和脂肪酸或糖类相比，用多不饱和脂肪酸替代饮食中的饱和脂肪酸可更大程度降低心脏代谢性疾病的发病风险。英国学者在2022年首次利用饱和脂肪酸或不饱和脂肪酸等能量替代其他脂肪酸，对心脏代谢性疾病的风险标志物（包括血脂、血糖控制水平和炎症标志物及代谢激素浓度）产生的影响进行系统综述。结果显示，用油酸或不饱和脂肪酸替代饮食中棕榈酸（饱和脂肪酸）的研究结果总体上符合当前的公共卫生建议，即应减少膳食中的饱和脂肪酸，并支持不饱和脂肪酸可以帮助预防心脏代谢性疾病。

限制膳食中饱和脂肪酸的摄入量对于心脑血管健康是有益的。《中国居民膳食指南》建议总脂肪的供能比最好不超过30%，其中，饱和脂肪酸的摄入量应控制在总脂肪摄入量的10%以下（美国心脏协会建议7%以下），每天烹调油用量要控制在25～30克。然而，我国18～59岁人群平均脂肪供能占36.2%。在日常生活中，我们应该适量吃猪肉、羊肉、牛肉等含饱和脂肪酸较高的肉类食品，还应特别注意限制加工零食和加工香脆食品的摄入量（即常温下"脆"和"起酥"的产品，如薯条、薯片、饼干、蛋糕、加工肉制品等），减少摄入富含饱和脂肪酸的黄油、奶油、用于烹调的人造黄油、可可脂和棕榈油等，还有上文提到的反式脂肪酸，以及应该尽量避免食用油炸食品。

基于证据的营养学

人类饮食结构与农业、畜牧业、科技的发展紧密相关。随着农业的发展，人类的食谱中谷类大幅度增加；随着工业的发展，这些谷类也变得越来越"精制"；随着畜牧业的发展，人类从捕食到饲养，再到工厂化的饲养，食谱中肉类也多了起来；随着科技的发展，食物的加工、保存、运输的方式愈加丰富，食物的品种增加，食品添加剂也随之加入，食物的口感风味发生改变，这些让人们吃的食物不再是传统、自然的样子。科技延长了人类的寿命，同时人类死亡的最主要原因也转变成了慢性疾病。基因指挥着人类复杂的代谢系统和免疫系统，在短短几百年间，一方面要对付"过长"年龄导致的老化，如各种细胞、细胞器、遗传物质的磨损；一方面要应对各种外来物质的破坏，如药物、农药残留、致癌物等；还要应对大量新型食品，而且食品的数量和种类都在急剧增加。因此，有学者提出人类要追寻祖先的足迹，摄入与祖先类似的食物，这样更健康。然而，祖先吃的是什么？他们吃得都比较一致吗？祖先们都健康吗？他们老年时（很可能40岁左右）吃的是什么？这么久远的蛛丝马迹是否能有效地为现代人提供有力的饮食依据？这些都值得质疑。远古人类的食谱主要受限于活动范围和获取食物的能力，他们具体的饮食方式很可能也随着他们生活环境的变化而发生着巨大变化。如果在没有足够证据的情况下，推测他们的饮食就是健康的，那就好似空中楼阁一般不切实际。

现代营养学是基于证据的学科，目前人类对健康饮食的解读已有了显著提高。例如，肠道菌群、昼夜节律、营养素构成比例、植物化学物、营养基因组学、代谢组学等方面的研究都提示我们，更加准确地规划不同人群的饮食模式，可以更加有效地保持我们的健康。如肠道微生物，是机体代谢最得力的助手，帮助机体分解各类食物，而且它们的适应和演化能力远远超过机体。就算人体的代谢可能比较适应原始的饮食模式，但是人类肠道菌群的适应力也不容小觑，也许把人类的膳食模式进行适当调整就可以接近于一种更健康的模式，假如它更适合肠道微生物生长的话，就可以解决人类基因暂时无法应对的窘境。从研究设计的角度讲，最可信的研究成果是人群试验研究，通俗地讲，就是通过干预人群的行为、观察结果的差异来判断干预是否有效。它是一个金标准（可信度高），能够评价一种食物、营养素或食物模式对疾病影响的因果关联。但不是所有食物都能够做随机对照试验，因为比如说蔬菜和水果的摄入，我们不可能让一组受试者不吃蔬菜和水果，另一组受试者只吃蔬菜和水果，这在理论上和实际中都不可实现。所以说，另外一种方法就是通过观察性研究来研究食物的摄入与疾病发生的关联。这种方法在证据等级上也是非常高的，但研究终归会出现一些误差和人为的或不可知的错误。要想得到更加真实的结果，可信度最高的是基于随机对照试验的系统综述，其次就是前瞻性队列研究的系统综述。简单地讲，系统综述就是收集所有可靠的试验，将试验结果综合分析后合并数据，得到最可信的结果，通常方法就是Meta分析。Meta分析就是指这些证据等级最高的结论，是基于经典循证水平的传统营养学的研究设计思路。人们在研究营养与健康的过程中，慢慢认识到循证等级的重要性，开始真正地积累基于人群的证据，用以证明营养素、食物和疾病到底是否具有因果关联。大型遗传数据的出现又使我们可以利用遗传工具来研究营养素和食物与健康和各种疾病的因果关联（孟德尔随机化）。至此，我们有史以来第一次可以回答营养与疾病的基本关系。经过了近一个世纪的发展，人们开始意识到单个营养素的变化已经不足以解释慢性疾病的发生与预防。所以，人们把焦点从营养素的研究转向了膳食模式与整体食物。因为我们吃的是食物的整体，当然还有不同食物构成的膳食模式，它们包含了成千上万种化学物质。我们是在吃一餐，不是在吃一种营养素，也不是单单吃一个鸡蛋，而是在吃若干种食物。这是更为复杂的领域，因此，未来更多整体食物及膳食模式与健康的关系将得到循证医学更多的关注。

抗油腻特种部队帮助我们摆脱油腻

迷惑敌人排固醇

植物固醇主要存在于各种植物油、坚果和种子中。它是一类植物性固体化合物，"长相"与胆固醇接近，但它却具有降低胆固醇、抗癌、调节免疫及抗炎等作用。降低胆固醇是植物固醇最大的优点。植物固醇能将小肠腔内胆汁酸微团中的胆固醇替换出来（以假乱真），或抑制肠腔内游离胆固醇的酯化，妨碍乳糜微粒的形成，或竞争性抑制肠胆固醇转运蛋白对胆固醇的转运，从而降低胆固醇的吸收。植物固醇还可通过激活固醇流出转运体的基因而促进胆固醇的排泄。植物固醇能降低结肠癌、乳腺癌和前列腺癌等疾病的发病风险。因此，建议多用植物油、坚果、种子替代动物脂肪。

促进油腻快分解

红茶属于全发酵茶，发酵过程中儿茶素在酶的作用下氧化结合生成茶黄素和茶红素等。此外，红茶还含有儿茶素、氨基酸、维生素、酚酸、没食子酸、绿原酸、熊果酸、β-胡萝卜素等。Meta分析发现，红茶对心脑血管疾病、高脂血症及肥胖具有预防和改善作用。其中多酚类物质可通过抑制氧化酶，减少超氧化物的产生，抑制氧化型低密度脂蛋白的形成，抑制血管平滑肌细胞的增殖和迁移，减少血小板的聚集以及改善线粒体的氧化应激来减少活性氧的产生，增加一氧化氮，减少促炎性细胞因子水平，从而发挥其降血压和抗动脉粥样硬化的作用。茶黄素可清除胆汁盐中的胆固醇。红茶还可抑制脂质和糖类的消化、吸收，从而减少能量的摄入；促进脂质代谢，从而减弱脂肪生成、增强脂肪分解，并通过抑制前脂肪细胞的分化和增殖来减少脂质的积累。每天喝3～4杯（每杯250毫升水加入2.5克红茶）可达到红茶的有效剂量。

饱腹不饿减吸收

1953年，膳食纤维的初步含义被提出，主要是指植物细胞壁的不可消化组分，现在膳食纤维（Dietary fiber）则是指植物性食物或原料中糖苷键不能被人体小肠消化和吸收，对人体具有健康意义的不易被消化的糖类，包括部分非淀粉多糖（纤维素、半纤维素、木质素、植物黏液质、果胶等）、抗性淀粉、葡聚糖及其他部分低聚糖等。膳食纤维一般存在于蔬菜、水果、粗粮、豆制品及菌藻类食物中。在人类历史中，人的大部分食物是植物性食物，直到19世纪才开始大量食用工业生产的食物和肉类。这些食物很少含有膳食纤维。但我们肠道的结构和工作机制仍然适应几十万年以来的生活方式。现在的食物会让肠道因为工作量过小而出现种种问题。因此，我们主动进食含膳食纤维丰富的食物可以使我们的胃肠道更健康。

膳食纤维中的纤维素是植物细胞壁的主要成分，属于不可溶性膳食纤维，在人的胃肠中不被消化酶水解。而可溶性和不可溶性半纤维素在食品中均有重要作用，如可增大食物体积。果胶是存在于水果中的一种多糖，树胶存在于海藻、植物渗出液和种子中，二者都是可溶性膳食纤维，具有凝胶性、稳定性和乳化性能，常被用作食品增稠剂来增加黏性，冰淇淋和酸奶里面就有添加。

膳食纤维的主要生理功能是影响其他物质的吸收代谢，以及在大肠内发酵产生活性物质，具体包括：抑制葡萄糖和胆固醇的吸收，控制血糖和血脂水平；刺激胃肠道运动，促进排便，增强胃肠道功能；改善肠道菌群，维持体内微生态平衡；增加饱腹感，降低体重等。因此，有学者建议把膳食纤维升为第七大营养素。

爱吃肉者尤其要多吃膳食纤维含量丰富的食物。因为膳食纤维可以吸收水分，软化食物残渣，提高食物通过肠道的速度，特别是肉类，减少其在体内停留的时间，减少其释放致癌物的吸收，降低结肠癌、直肠癌的发病风险，同时也能减少脂肪的吸收。

　　燕麦中的可溶性膳食纤维可以与糖分子结合，降低糖类的吸收速度。有些膳食纤维吸水性很强，如魔芋中的葡甘露聚糖吸水后体积膨胀100倍，也会降低食物中糖类的吸收速度，膨胀的体积会增加饱腹感。因此，膳食纤维对稳定血糖和减轻体重、体脂都大有裨益，目前推荐每天吃25～30克的膳食纤维为佳。膳食纤维含量较高的蔬菜如下：100克煮熟的藜麦约含2.9克；100克金针菇含2.7克；100克西芹含2.6克；100克秋葵含2.35克；100克菠菜含1.7克；100克西蓝花含1.6克；100克韭菜含1.4克；100克香菜含1.2克。按每天吃300～500克蔬菜计算：一盘沙拉（西芹50克、西蓝花50克、秋葵50克）约含膳食纤维3.3克；韭菜炒鸡蛋，韭菜50克，含膳食纤维0.7克；菠菜汤，菠菜50克，含膳食纤维0.85克；再加一盘炒金针菇100克，含膳食纤维2.7克。摄入蔬菜350克，膳食纤维的摄入量仅仅达到7.55克。一根香蕉约重120克，约含3克的膳食纤维，吃4根香蕉才摄入12克的膳食纤维，这样一天才勉强达到20克的水平。因此，每天达到25～30克的膳食纤维摄入标准有点难。全世界大部分人每天的膳食纤维摄入量都少于20克。在英国，10个成年人中只有不到1个能够每天摄入30克膳食纤维，女士每天摄入约17克膳食纤维，男士则是21克。因此，如果想达到这个理想值，一定要计算每日的摄入量，慢慢调整才可能达到标准。

　　还有研究表明，晚餐是摄入膳食纤维的最佳时间。对于超重或肥胖、高血糖、高脂血症等人群，多吃富含膳食纤维的食物有助于促进健康。但对于消化功能弱的人群、肾脏疾病患者、钙或铁缺乏人群、手术恢复期的患者，则需要控制好膳食纤维的摄入量，适当少吃。

甘氨酸降脂用处大

　　氨基酸是支持生命的基本组成部分。它们不但可以合成蛋白质，还有许多其他功能，包括腺苷三磷酸（ATP）生成、核苷酸合成和氧化还原平衡。人体的氨基酸分为必需氨基酸、非必需氨基酸和条件必需氨基酸。目前，人类已经发现第21种氨基酸和第22种通过翻译机制参与蛋白质合成的氨基酸。第21种氨基酸即硒半胱氨酸（或称硒代半胱氨酸、含硒半胱氨酸），1986年由英国专家在研究和鉴定一些动物（猫、牛和鼠等）谷胱甘肽过氧化物酶的作用时发现，第一次揭示硒半胱氨酸是由密码子UGA编码的。硒半胱氨酸存在于古生菌、真细菌和包括哺乳动物在内的动物中。2002年人类发现了第22种天然氨基酸——吡咯赖氨酸。它是在研究甲烷菌的甲胺甲基转移过程中，在烷八叠球菌属微生物的一种酶中被发现的。其由终止密码子UAG编码，目前已知只存在于甲烷菌中。到目前为止，人类已经发现的作为翻译原料参与蛋白质合成的氨基酸有22种。由于吡咯赖氨酸只存在于甲烷菌中，因此组成人体蛋白质的氨基酸只有21种。

甘氨酸（Glycine）是构成蛋白质结构最简单的氨基酸，在人体内有着许多至关重要的功能。例如，甘氨酸是构成谷胱甘肽、弹性蛋白及胶原蛋白等许多重要物质必不可少的成分，还是分泌到小肠腔内胆汁酸的重要组成成分，其还可以作为神经递质等。

人体内甘氨酸的主要来源是内源性合成，虽然在传统情况下，甘氨酸被认为是非必需氨基酸，但是在有些情况下，甘氨酸在体内合成不充足，无法达到人们日常代谢所需的用量。因此，甘氨酸也被认为是条件必需氨基酸，保证其膳食摄入量是有必要的。在研究猪肠道细菌对氨基酸的利用情况时发现，膳食摄入的甘氨酸有约30%在肠道内被分解，其余的甘氨酸则进入血浆，发挥生物学作用。笔者所在的研究小组测定人群血液样本及Meta分析11项人群研究发现：肥胖、代谢综合征、糖尿病患者均存在氨基酸代谢紊乱，且甘氨酸是在3种慢性疾病中唯一均显著降低的氨基酸，其他氨基酸的差异规律并不一致，且呈升高的趋势。

膳食中的甘氨酸能降低蔗糖诱导大鼠的高血压。此外，之前的许多研究都发现，甘氨酸在许多疾病状态下都能降低氧化应激水平。因此，膳食甘氨酸摄入量的增加，可能是通过降低机体的氧化应激水平，增加血管中一氧化氮的释放量，从而改善血管功能，进而对血压起到一定的稳定作用。其实，也有证据表明，内源性一氧化氮的靶向作用可能是由细胞内谷胱甘肽介导的，而甘氨酸又是合成谷胱甘肽的关键物质，这更加支持了上面的观点。炎症反应和胰岛素抵抗也是高血压的危险因素，氧化应激和增加的炎症过程通常是并存的。血浆甘氨酸浓度与胰岛素抵抗之间存在负相关。甘氨酸存在一定的抗炎作用。

甘氨酸还是合成弹性蛋白和胶原蛋白的必要物质，对于高血压所涉及的血管功能障碍可能存在一定的益处。非酯化（游离）脂肪酸也能诱导氧化应激，并降低培养物中内皮细胞对一氧化氮的利用，诱发高血压的发生。也有实验表明，膳食甘氨酸干预能够降低实验动物血浆非酯化脂肪酸水平，从而间接地保护血管功能。总而言之，甘氨酸对血压的影响可以从很多方面进行解释。

笔者通过干预试验发现，非酒精性脂肪肝（NAFLD）人群补充甘氨酸，血中总胆固醇、低密度脂蛋白胆固醇水平显著降低；甘氨酸干预NAFLD大鼠，发现血清总胆固醇显著降低，其他动物研究也发现膳食甘氨酸具有降低血浆胆固醇和甘油三酯的作用。甘氨酸能够增加饱腹感，增加脂肪酸的氧化速率，提高新陈代谢和能量消耗的速率，促进胆固醇代谢，减少甘油三酯的形成。此外，甘氨酸还参与胆汁酸的肠肝循环，而胆汁酸是脂质吸收和调节胆固醇稳态所必需的。还有动物实验表明，胰岛素抵抗与血脂异常的发生有关。此外，血脂异常的发生也可能与氧化应激相关，给予高脂膳食诱导的小鼠抗氧化剂，也可以降低其升高的血脂水平。前面已经介绍，甘氨酸与胰岛素抵抗之间存在负相关，还能保护机体免受氧化应激的损伤。因此，膳食甘氨酸也可能通过提高人体的胰岛素敏感性、降低氧化应激状态等途径，维持血脂的稳定。但目前甘氨酸对于血脂的具体影响及其机制不是十分明确，仍需继续探讨。甘氨酸含量丰富的食物有猪蹄、贝类、牛羊蹄筋、腐竹、虾等。

油腻大叔从此不再油腻！

食用低脂膳食

低脂膳食是指控制膳食中脂肪的摄入总量和饱和脂肪酸摄入量，以改善因脂肪代谢和吸收不良引起的各种疾病，如急慢性肝炎、肝硬化、脂肪肝、胆囊疾病、胰腺炎、高脂血症、冠心病、高血压、肥胖症。除减少烹调用油外，宜选用蒸、煮、炖、煲和烩等方法，忌用油炸、油煎或爆炒的方法加工食品。减少摄入脂肪含量高的食物，如肥肉、全脂奶及其制品、蛋黄、花生、松子、油酥点心等。

改善油脂摄入

增加深海鱼的摄入量（富含EPA和DHA）。大豆油、紫苏籽油和亚麻籽油富含α-亚麻酸，植物油普遍含有亚油酸；但这些多不饱和的油类不要长时间放置，亦不要作为油炸用油；如需油炸，可用耐热油替代，如椰子油。避免摄入反式脂肪酸。减少猪肉、羊肉、牛肉等饱和脂肪酸含量较高的肉类食品摄入，可替换成植物蛋白和鱼类；饱和脂肪酸应占总能量的10%以内。中度限制脂肪膳食，每天脂肪的摄入总量≤30克。建议用植物油、坚果、种子替代动物脂肪。

多吃降压、降脂食物

大豆能降低血清总胆固醇、低密度脂蛋白胆固醇及甘油三酯水平，其中还含有卵磷脂，可防止形成动脉粥样硬化斑块；大蒜具有特殊的降血脂和抗血小板凝集的作用，可使冠心病发作的危险性明显降低；洋葱具有降脂、降压、抗动脉粥样硬化和预防心肌梗死的功能；生姜、海带、木耳、蘑菇类、茄子、苹果、山楂等都具有防治高脂血症、高血压、动脉粥样硬化的作用。应多吃富含甘氨酸的食物。

饮用红茶

每天饮3～4杯红茶（每杯250毫升加入2.5克红茶），可达到有效剂量。

血液中过多的糖和脂肪是糖尿病、心脑血管疾病、癌症、免疫失衡、衰老等多种疾病状态的风险因素，而食物中过多的糖和脂肪与其密切相关。因此通过对本章的了解与实践，我们可以从另一个角度预防慢性疾病的发生与进展。血管损伤也可以从血糖、血脂的改善中获得很大的收益。我们对自身内在代谢紊乱的改善可以延缓大多数慢性疾病的进展，而对于外在的微生物攻击和更复杂的自身基因变异，则要依赖免疫系统，且听下回分解吧。

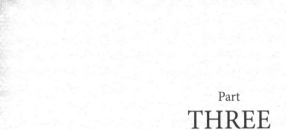

免疫平衡木

肿瘤将成为常见病、慢性病，而免疫系统从来没有为人类活到100岁做好准备。

——张文宏［传染病专家］

您也许有时会感到寂寞，但您一定不曾孤独。因为在这颗星球上永远都有一直陪伴我们的细菌、病毒、寄生虫等那些看不见的生物体，它们除了陪伴还时时刻刻都想入侵我们的身体，想在我们的体内安营扎寨、繁衍后代，利用我们的细胞和组织大快朵颐。因为我们的血肉之躯能为它们提供源源不断的食物和温暖稳定的住宿，而我们之所以能够在它们虎视眈眈的威胁之下活下来，多亏了我们拥有免疫的能力。免疫的一个功能就是机体免疫系统识别自身与异己物质的能力，另一个功能是可以通过免疫应答排除抗原性异物，从而维持机体生理平衡的功能。免疫系统是由免疫器官、免疫细胞和免疫活性物质组成的。它们构成了人体的三道防线：第一道防线，皮肤和黏膜是城墙；第二道防线，体液中的杀菌物质和吞噬细胞是巡逻兵，称为非特异性免疫（又称先天性免疫）；第三道防线，即特异性免疫，包括体液免疫和细胞免疫，它们是特种兵和基地后勤，主要由免疫器官（骨髓、胸腺、脾、淋巴结等）和免疫细胞（巨噬细胞、T淋巴细胞和B淋巴细胞等）组成。巨噬细胞是巡逻的清道夫，是入侵者攻破城墙进入体内后的第一道防线。当它识别出入侵者时，就会在细胞膜上形成一个凹陷，像一个袋子一样把入侵者吞进去（细胞免疫），然后用自由基摧毁它，巨噬细胞还会分泌趋化因子，招募其他免疫细胞共同作战。T细胞又分为杀伤性T细胞、辅助T细胞和记忆T细胞。杀伤性T细胞用于杀死外来生物和被感染的己方细胞；辅助T细胞则帮助B细胞产生抗体（体液免疫），去攻击外来生物；记忆T细胞是归档人员，它们会记住外来生物，等下次再出现，它们就能协调其他免疫细胞快速清除它。B细胞则是负责产生抗体，抗体是一种蛋白质，可以用来攻击外来生物。免疫系统要对付的不仅是细菌、病毒，还要对付药物、毒物、癌症细胞、外来异物，甚至还有我们的情绪。

当感染来临时

当我们的皮肤、黏膜或肠道出现薄弱、破损、裂口、擦伤、烧伤、蚊虫叮咬、动物咬伤抓伤时，少数细菌就可能进入体内，感染细胞，受感染的细胞遇到巨噬细胞会被吞噬而死亡。有的细菌在胞外活动，遇到中性粒细胞就会被吞噬。这就是我们做血常规检测的目的，如果提示粒细胞过高说明是细菌感染，若病菌毒力不强、数量不多，就会被粒细胞全部消灭。若这两道免疫防线不能完全阻挡入侵者，就会诱发特异性体液免疫，辅助T细胞帮助B细胞产生抗体，抗体与细菌黏在一起，牢牢地抓住它，最后被免疫细胞杀死，清除体外。如果还是不能抵挡，血液中繁殖出大量细菌，就会发生脓毒血症，危及生命，导致病人住进ICU。

与细菌不同，当病毒突破人体第一道防线后，它会尽最大努力进入人体细胞后躲起来，并逃避免疫系统。细胞自身发现自己被感染就会启动自杀程序，也会告诉免疫细胞杀死自己，并刺激人体的巨噬细胞、淋巴细胞及体细胞产生干扰素。干扰素具有广谱抗病毒作用，诱导抗病毒清蛋白来阻止病毒增殖和扩散。自然杀伤细胞（NK细胞）发现被病毒感染的宿主细胞，便立即释放穿孔素杀死宿主细胞。但如果病毒逃脱第二道防线也会诱发特异性体液免疫和细胞免疫，特异性抗体可以中和宿主细胞外的病毒，并再次被免疫细胞吞噬降解。单核巨噬细胞、中性粒细胞和其他几种适应性免疫细胞的浸润导致促炎细胞因子增加。而这种突然增加的炎症反应易导致"炎症因子风暴"，导致肺水肿、肺炎等免疫病理反应，甚至发生"白肺"。历史上发生大规模的疫情其实屡见不鲜，只不过最近70多年相对比较平静。其中鼠疫就经历了3次大流行。541—542年，地中海地区查士丁尼瘟疫流行，是第1次鼠疫大流行的开端，25%～60%的欧洲人口死亡，造成1500万～1亿人口死亡。1347—1352年，欧洲鼠疫（黑死病）大流行，这是第2次鼠疫大流行，30%～60%的欧洲人口死亡，造成7500万～2亿人口死亡。意大利作家薄伽丘在《十日谈》里这样记载："佛罗伦萨突然一下子成了人间地狱：行人在街上走着走着突然倒地而亡；待在家里的人孤独地死去，在尸臭被人闻到前，无人知晓；每天、每小时大批尸体被运到城外；奶牛在城里的大街上乱逛，却见不到人的踪影……"1855—1950年，是第3次鼠疫大流行，源于清朝咸丰年间的云南，主要死亡人口在印度、中国。法国作家阿尔贝·加缪在《鼠疫》这部小说中描述了那令人窒息的瘟疫对社会的影响，我们依稀能透过那时惨痛的瘟疫发现我们所经历的疫情还只是一个小小的波折。1918—1920年，全球流感暴发，这就是西班牙流感，造成1740万～1亿人口死亡。艾滋病至今已经夺走3650万人的生命。今天看似普通的季节性流感，每年仍会导致300万～500万重症病例，导致29万～65万人口死亡。自有人类历史记载以来，鼠疫、天花、霍乱、疟疾、结核等一直出现，传染病一直对人类进行大肆攻击。近代埃博拉、猴痘、禽流感、新型冠状病毒又加入此队列中来，时时刻刻对人类虎视眈眈，随时准备将人类从地球上抹去。

等待发作的病毒

有时当自身免疫力低下时，长期潜伏在体内的病毒就会繁殖。举一个例子，带状疱疹就是一种等待宿主免疫力下降时发作的疾病。带状疱疹是由水痘-带状疱疹病毒引起的急性炎症性皮肤病，虽然是皮肤科的常见病，但其本质是免疫力低下所导致的。近年来，其发病率有上升趋势，好发于免疫力低下的人群。带状疱疹发生于各个年龄段，随着年龄的增长，患病概率也会增加，且病程也可能受年龄影响。据统计，我国每年约有350万人患带状疱疹，其中约有156万人是50岁以上的中老年人。约有20%的患者会留下不同程度的神经痛后遗症，影响未来的生活质量。那么，为何带状疱疹会"不请自来"呢？带状疱疹起病往往由于儿时患过水痘而导致水痘-带状疱疹病毒潜伏在机体神经节内，有比较长的潜伏期。当机体抵抗力下降时，潜伏的病毒就趁机"苏醒"而再度活跃，且沿着感觉神经感染，迅速发展为带状疱疹。

带状疱疹在临床上分为前驱期、暴发期、恢复期和后遗神经痛期。前驱期大部分患者会出现浑身无力、低热、头痛等全身不适症状，少数患者会有皮肤灼热、疼痛等异常感觉，这些症状会持续1～5天，但常由于症状不明显而被忽略，从而延误治疗，致使病情加重。当皮肤出现红斑、成簇的丘疱疹和水疱，并伴有明显的神经疼痛时，就进入了暴发期，这一时期病毒侵蚀神经，人体的表皮神经被破坏后，神经相当于没有绝缘层包裹的电线，从而会产生剧烈的疼痛。水疱结痂、干燥、脱落，完全消退，皮损恢复需要2～4周时间，这一时期是患者的恢复期。大多数患者经历恢复期后就会痊愈，但也有一些患者因延误治疗，神经受损比较严重，即使皮损修复后，还会存在持续的神经疼痛，也就进入了后遗神经痛期。

所以，带状疱疹疼痛分为两种：一种称为带状疱疹性疼痛，也就是发病过程中的疼痛；另一种是后遗神经痛，就是患带状疱疹后皮肤经过2～4周好转，但如果没有妥善治疗而损伤神经，那么后遗神经痛可以持续几个月、几年甚至十几年。研究显示，带状疱疹引发的神经疼痛可达十级痛感，是目前医学界最常用疼痛等级分级法中最高的一级，相当于产妇生产的级别。

目前临床上治疗带状疱疹主要有药物治疗、物理治疗、中医治疗和中西医结合治疗等。一般口服抗病毒药物阿昔洛韦片并结合局部外用消炎、镇痛的中药来治疗带状疱疹，可以缩短治疗周期，缓解疼痛，避免后遗神经痛的发生。带状疱疹是由于人体免疫力低下引起的，要想早日治愈，不能完全依赖于药物，还需要筑起强大的免疫防线。

慢性炎症刺激免疫功能失衡

炎症是由微生物感染或组织损伤诱导的病理过程。该过程涉及代谢能量的巨大消耗，宿主组织的损伤和破坏，甚至涉及败血症、多器官衰竭和死亡的风险。感染时的炎症反应分为不同阶段：识别感染，将免疫细胞募集到感染部位，消除微生物，消退炎症并恢复体内平衡。与微生物感染相关的炎症标志（发红、发热、肿胀和疼痛）是由先天免疫识别引起的。在某些情况下，损伤和细胞死亡可能发生在无菌环境中，导致无菌性炎症。最常见的原因是外伤、缺血和缺血再灌注。即使这些炎症触发因素发生在没有感染的情况下，也可诱导许多免疫反应，包括树突细胞活化、嗜中性粒细胞和单核细胞浸润。

炎症的主要功能是消除感染或修复损伤并恢复到体内平衡状态。免疫系统每时每刻都在寻找生理紊乱（感染性或其他），并通过炎症免疫反应以及关键的修复/调节过程（如清除死亡细胞和恢复物理屏障）来纠正它们。但许多折磨人类的和使人衰弱的慢性疾病，却是免疫反应从修复、调节转向免疫系统发动的炎症反应所导致的不良后果。这属于免疫系统功能的异常。

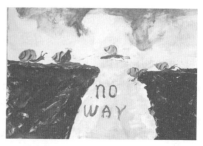

如果发生免疫失衡就要努力扭转它

免疫系统活动的变化已成为许多慢性疾病的标志特征，包括抑郁症、肥胖症、2型糖尿病、动脉粥样硬化和癌症。之前我们已经提及，肥胖诱发的炎症属于免疫系统的功能紊乱，全身低度慢性的炎症会损伤胰岛素信号传导，损伤血管内皮等，增加糖尿病、心脑血管疾病及癌症等疾病的发生风险。慢性疾病会进一步使整个免疫系统的功能障碍永久化。一过性感染也会逐渐转为慢性炎症，当致病微生物被清除和宿主结构恢复正常时，会留下一种"免疫瘢痕"导致长期免疫功能障碍，引发慢性疾病。

食物的炎症指数与烹调方式

张文宏医生说："对于免疫力低下很难定义，没有什么好的指标来衡量。不过有一点很清楚，充分和均衡的营养可以让免疫系统更加活跃。"在没有感染、外伤等的相对健康情况下，降低体内炎症水平可以显著改善机体免疫失衡。

目前发现膳食可以影响体内的炎症水平，"低炎症指数"的食物可以显著改善机体免疫力。茶、姜、大蒜、洋葱，以及富含膳食纤维、异黄酮、β-胡萝卜素、维生素B_1、维生素B_2、维生素B_6、维生素A、维生素C、维生素D、n-3多不饱和脂肪酸、锌、镁等营养素的食物具有抗炎作用，菌类、胡萝卜、甜椒、西蓝花、黑芝麻、核桃、乳制品、海参、松子等食物具有改善免疫的作用。值得注意的是，摄入过量的饱和脂肪酸、反式脂肪酸、能量和胆固醇会导致机体内炎症增加，如红肉、加工肉制品、糕点、糖果、甜饮料等，因此需要减少此类食物的摄入。在全民营养周期间，笔者所在单位联合黑龙江省卫生健康委员会与黑龙江省疾病预防控制中心，依托哈尔滨医科大学区域性营养创新平台，调查研究黑龙江省居民烹调方式与慢性疾病和过敏性疾病患病的相关关系；利用网络电子问卷对23631人调查其过去半年内烹调方式及饮食习惯，以及患过敏性疾病、慢性疾病与健康的情况：发现"炒"与过敏性鼻炎、过敏性皮炎、口腔溃疡、肥胖、高脂血症、脂肪肝的患病人数之间存在显著正相关；"油炸"与季节性过敏、过敏性鼻炎、过敏性结膜炎、过敏性皮炎、口腔溃疡、带状疱疹、肥胖、高脂血症、脂肪肝的患病人数之间存在显著正相关；"烤"与季节性过敏、过敏性皮炎的患病人数之间存在显著正相关；"煎"与过敏性结膜炎、口腔溃疡、高脂血症、脂肪肝的患病人数之间存在显著正相关；炒菜时油温过高与季节性过敏、过敏性皮炎、口腔溃疡、肥胖、高脂血症、脂肪肝、心脑血管疾病的患病人数呈正相关；喜欢吃比较素的食物与季节性过敏、高血压、高脂血症、脂肪肝及肥胖的患病人数之间存在显著负相关，与口腔溃疡的患病人数存在显著正相关；每周在外就餐次数≥3次时，高脂血症、脂肪肝的患病人数与之呈显著正相关；每周吃油炸食品的次数≥1次时，季节性过敏、过敏性鼻炎、过敏性结膜炎、过敏性皮炎、高脂血症、脂肪肝的患病人数与之呈显著正相关。总之，炒、炸、煎、烤是过敏性疾病的危险因素，喜欢吃素食为保护因素；炒、炸、煎、在外就餐及吃油炸食品是慢性疾病的危险因素，蒸、煮的烹调方式和多食素食为保护因素。

我们的身体每天都会遭受各种细菌、病毒及自身癌细胞的攻击，强大的免疫系统是人体健康的保障。如果免疫系统受损，传染性疾病、慢性疾病、自身免疫性疾病、过敏、癌症、阿尔茨海默病等就更容易侵害人体。当营养素摄入不平衡时，免疫系统将最先受损。食欲缺乏、患病、厌食、贫穷、年龄等原因容易诱发营养不良和其他某些疾病。如果持续营养不良，病情更易恶化，疾病的发展会继续影响食欲、破坏消化系统、干扰排泄与代谢，又进一步促进营养不良的发展。某些治疗和药物，如手术和放射治疗、化学治疗也会对营养状况产生负面影响。如此往复，形成的恶性循环如果不被阻断，后果可想而知。

如何走好免疫的平衡木

摄入足够的优质蛋白质

感染、饥饿、营养素摄入不足会导致人体结缔组织的瓦解。第一道防线——皮肤、黏膜就会变薄弱，细菌、病毒、寄生虫等病原体会更容易进入体内。蛋白质不仅可以用来制造肌肉、血液和皮肤的新组织，还可以制造免疫系统抗体，抵抗细菌和病毒的感染，促进血液凝集和伤口愈合。应尽量摄取富含优质蛋白质的食物，包括牛奶、豆类及豆制品、肉类等。鱼类中蛋白质含量一般为15%～25%，含有人体必需的各种氨基酸，尤其富含亮氨酸和赖氨酸，属于优质蛋白质。鱼类肌肉组织中肌纤维细短，间质蛋白少，水分含量多，组织柔软细嫩，较畜、禽肉更易消化。蛋类含蛋白质一般在10%以上，鸡蛋蛋白的必需氨基酸组成与人体接近，是蛋白质生物学价值最高的食物。蛋清中含脂肪极少，脂肪集中在蛋黄中，易消化吸收。蛋类胆固醇含量较高，主要集中在蛋黄，但健康的人适量摄入鸡蛋并不会明显影响血清胆固醇水平。蛋类的矿物质如磷、钙、钾、钠、铁、镁、锌、硒等主要存在于蛋黄内。蛋黄中的铁含量虽然较高，但利用度很低。蛋类维生素含量较为丰富，以维生素A、维生素E、维生素B_2、维生素B_6和泛酸为主，维生素种类相对齐全。植物蛋白对多种慢性疾病具有保护作用，而豆类蛋白属于优质蛋白质，可以用来部分替换摄入较多的红肉，降低癌症的风险。

补充富含维生素和矿物质及抗炎的食物

维生素A：维生素A可以维持上皮细胞的正常功能和结构完善，能提高抗感染和抗肿瘤的能力。维生素A缺乏会导致核酸和蛋白质合成减少，影响淋巴细胞分裂、分化和免疫球蛋白的合成。富含维生素A的食物有动物内脏、鸡蛋、胡萝卜等。

B族维生素：B族维生素可以参与物质代谢与合成，帮助其他营养素发挥作用，还可以缓解压力和紧张情绪。富含B族维生素的食物有黑豆、葵花子、西瓜、橘子、菠菜、香蕉、动物肝脏等。

维生素C：维生素C可以促进胶原蛋白的合成，抵抗炎症，巩固结缔组织，维持肌肉和皮肤的健康。维生素C还能促进巨噬细胞的吞噬杀菌功能，促进免疫球蛋白的产生。富含维生素C的食物有猕猴桃、番茄、橙子、青椒等。

维生素E：维生素E可以通过影响核酸和蛋白质的代谢，影响淋巴细胞的膜结构及流动性。缺乏维生素E可损害体液免疫和细胞免疫功能。

大部分人存在缺锌的问题。缺锌的主要症状有指甲上有白斑、食欲缺乏、面色苍白、免疫力低下、皮肤头发状况欠佳等。几乎每种疾病都和缺锌有关，包括糖尿病和癌症。合成胰岛素和超氧化物歧化酶（SOD），都需要锌的参与。前列腺素可调控炎症的血液黏度，其通过必需脂肪酸合成时也需要锌的参与。锌还可以保护和修复DNA。吸烟、饮酒会消耗锌。精液中含有大量的锌。对人们来说，最普通的感染性疾病莫过于感冒（感冒不是流感）了，而人类鼻病毒就是普通感冒和哮喘的罪魁祸首。虽然感冒的症状并不严重，但至今普通感冒仍属于一种"不治之症"。目前最好的治疗办法就是补"锌"，锌可以抑制鼻病毒的增殖。如果在感冒开始时服用锌，病程就能缩短几天。富含锌元素的食物有蛋类、豆类、瘦肉、海产品等。富含铁元素的食物有红肉、木耳、猪肝、芝麻、菠菜等；富含镁元素的食物有深绿色蔬菜、粗粮、豆类、坚果等；富含硒元素的食物有牡蛎、蛤蜊、猪肾、蘑菇和芝麻。

另外，具有抗炎作用的食物还有生姜、茶、大蒜、洋葱、菌类、胡萝卜、甜椒、西蓝花、黑芝麻、核桃、海参、松子等。尽量少吃红肉和加工肉制品。

吃富含氨基酸和脂肪酸的食物

一些氨基酸也与机体免疫力有着密切的关系，包括氨基酸类的异亮氨酸、缬氨酸、甲硫氨酸、半胱氨酸、色氨酸、苯丙氨酸、酪氨酸、精氨酸及谷氨酰胺；脂类中的多不饱和脂肪酸不足都会导致免疫反应下降。富含这类营养素的食物包括豆皮、大豆、黑豆、黑芝麻、紫菜、鱼肉、生蚝、牡蛎、核桃、杏仁、花生、乳制品、胡萝卜、甜椒、红薯、木耳、蘑菇等。

多种营养素的作用及来源

营养素	作用	来源
异亮氨酸、缬氨酸	缺乏会导致胸腺、外周淋巴组织受损	豆皮、海米、大豆、黑豆
甲硫氨酸、半胱氨酸	缺乏会导致胸腺、淋巴结、脾迟发性营养不良，淋巴细胞生产障碍、肠道淋巴细胞减少	紫菜、黑芝麻、鱼肉、大豆、黑豆
色氨酸	缺乏会导致IgG、IgM减少	扇贝、豆皮、腐竹、大豆、黑豆
苯丙氨酸、酪氨酸	缺乏会导致免疫细胞免疫应答减弱	海米、豆皮、杏仁、紫菜
精氨酸	增加T细胞数量，促进免疫应答	蚕豆、核桃、花生
谷氨酰胺	为淋巴细胞、巨噬细胞提供能源，起免疫调节的作用	乳制品、谷物、面条
多不饱和脂肪酸	缺乏可导致体液免疫力下降	海产品、乳制品、植物油
维生素A	影响淋巴细胞分裂和免疫球蛋白合成	胡萝卜、甜椒、鱼肝油
维生素E	缺乏损害体液和细胞免疫功能	黑芝麻、核桃
维生素C	促进抗体IgG、IgM产生	水果、甜椒、油菜

续表

营养素	作用	来源
铁	缺乏会抑制淋巴细胞增殖，减少淋巴细胞数量	木耳、紫菜、菌类、猪肝、菠菜
锌	缺乏会引起免疫器官萎缩，T细胞数量减小	生蚝、松子、核桃
硒	缺乏会降低巨噬细胞的趋化性和氧化还原状态	蘑菇、牡蛎、腰果、芝麻、猪肾

注：IgG：免疫球蛋白G；IgM：免疫球蛋白M。

感染发热时吃什么？

我们每个人都要面对病毒、细菌的传染。当人被感染后，这些外来物种就在机体内开始复制，身体处于一种分解代谢增加、合成代谢降低的状态。如果不严重，又没有特效药物，就只能靠自己的免疫力来对抗病毒和细菌的偷袭。在"作战"阶段，机体免疫系统清除病毒时绝对不能缺的就是物质的供应，充足的能量和营养素就是免疫系统的后勤保障物资。感染前后良好的生活习惯也可以保障免疫系统完全发挥抵抗病毒的能力。

要保证能量的充足，免疫细胞工作会消耗大量的能量，发热也同样消耗体力。无论是否想吃饭，有没有味觉，一定要坚持吃东西。吃容易消化、吸收的糖类和优质蛋白质，如二米粥、汤面、蔬菜汤、马铃薯泥、鸡蛋羹、豆腐、鱼等。因为微生物感染的状态暂时就不需要考虑"健康食品"了，如果胃口不好，能多吃点食物就多吃点吧，最好是易消化的，来补充能量。不要进食辛辣、油腻食物，但也不要过度烹调。过度烹调会导致营养素的流失，油腻食物会导致不易消化。少食多餐，保证营养的供应。食材最好是新鲜的，保证平衡饮食。

　　主食可以选择全谷物食品，但要做得更加细软。蔬菜可以选择甘蓝、蘑菇、番茄、菠菜、油菜。水果可以选择猕猴桃、蓝莓、柑橘等。高蛋白质类食物可以选择鸡蛋、豆腐、海鱼、鸡肉、瘦猪肉、瘦牛肉。坚果类不要吃太多，可以选择核桃、腰果、葵花子。

　　身体在正常、无疾病的状态下，营养学为健康群体的膳食推荐摄入量，但当身体处于疾病状态时，却没有详细的推荐量。当身体处于严重的"感冒"阶段，强大的免疫系统使用"物资"的优先级别极高，会动用一切能量和物质去消灭异己。平时储存在肝的糖原，铁、铜、锌、锰等微量元素，维生素和谷胱甘肽，以及储存在脂肪细胞中的甘油三酯就会被释放和利用。因此，很多人发热后体重会下降。一方面是由于脱水，另一方面是由于发热消耗了大量的能量。机体此时处于分解代谢阶段，同时很多重要的、与免疫有关的营养素（如维生素C、锌等）也会大量消耗，且需求量大大增加。因此，感染前后都可以补充一些维生素和矿物质，持续补充1周维生素A（每天800微克）、维生素D（每天1000单位）、维生素C（每天1000毫克）、复合B族维生素（每天6片）、锌（每天40毫克）。这些维生素和矿物质可以帮助免疫细胞杀伤病毒，保护自身组织，维持皮肤黏膜的完整性。每天补充深海鱼油1~3克，其含有丰富的n-3脂肪酸（EPA、DHA），可以缓和炎症风暴（炎症因子风暴）。说到"风暴"笔者想起了"Rock You Like A Hurricane"这首老歌，如果给炎症风暴拍成视频配个音，这首歌再合适不过了。有了这几种重要的营养素支持，症状消除和机体恢复的速度都会大幅度改善，待完全康复之后就可以恢复到正常的推荐摄入量了。

　　发热时，可以多喝一些温水（40~50℃）和汤汁防止脱水。每天补充液体1500~2000毫升，多次少量补充，使身体出汗，降低体温。温汤可以帮助我们节省能量。姜汤首选，银耳汤、蔬菜汤、鱼汤、鸡汤、蔬菜汁和柠檬水都可以。蔬菜汤可以促进消化和改善肠道菌群的环境，缓解疼痛。发热或退热时不要洗澡，要等身体痊愈后再逐渐恢复正常的生活习惯，发热时不要着厚重衣物，防止高热惊厥，也不要吃凉的食物。

感染期间禁忌酒、含咖啡因的食物、浓茶、烟、油炸食品和肥肉。清淡饮食，少食或最好不吃含反式脂肪酸的食物和零食。当然，如果对什么都没有胃口，只对垃圾食品情有独钟，也可以少吃一点。

感冒后尽快卧床休息。千万不要拖着病体工作，也不要运动，不要由于生病后情绪波动而动怒。如果无聊可以看看书，听听舒缓的古典音乐。不要长时间看手机、刷视频、打游戏、看惊悚的电影，尤其是熬夜。感染2周后，在恢复期可以适量活动，每天30分钟左右的轻度活动，可以加速身体多器官的恢复。规律、充足的睡眠可以让免疫系统得到休息和补充，缩短病程。

感冒症状消失后，仍会感到疲劳，这是因为体内的营养素在免疫大战中消耗殆尽，糖原消耗，肌肉和脂肪分解，激素水平也降了下来，自然感到疲惫无力，容易困倦。这就需要我们继续精心地照顾自己，更加注重营养和改善生活习惯，逐渐增加运动，恢复到最初健康的状态。病毒变异得非常快，感染和传染都在所难免。如果没有"天选之人"的无敌基因，就要保持好的营养、好的免疫系统、好的生活习惯、好的卫生习惯，还有乐观而稳定的情绪，这样才能有一个好的身体与病毒和细菌做斗争。

季节性过敏

如果免疫系统出问题导致免疫功能被无限制地滥用，就会导致自身免疫性疾病和过敏。春季是花粉过敏的高发季节，但立秋之后，很多北方的朋友也会发生季节性过敏的症状。很多人在季节变换时易出现皮肤过敏、过敏性鼻炎、过敏性结膜炎的情况。皮肤、眼睛、耳道瘙痒，让人打喷嚏、流眼泪不断，夜间又难以入睡，非常影响日常的生活和工作。过敏性皮肤病是由过敏原引起的皮肤病，具体的过敏原可以分为接触过敏原、吸入过敏原、食入过敏原和注射入过敏原。每类过敏原都会引起相应的过敏性皮肤病，主要表现为多种多样的皮炎、湿疹和荨麻疹，通常会导致剧烈的瘙痒。

过敏性鼻炎是人体在接触过敏原（如花粉、动物皮屑、尘螨等）之后，鼻黏膜出现的非感染性的慢性炎症。过敏性鼻炎的典型症状是阵发性喷嚏、清水样鼻涕、鼻塞和鼻痒，部分患者伴有嗅觉减退。过敏性结膜炎一般是由于眼结膜受到花粉、尘螨、真菌、动物毛发等物质刺激引发的过敏反应。有过敏性鼻炎的患者，在鼻炎发作时，也可能会引起过敏性结膜炎，两种病一起出现时被称为过敏性鼻结膜炎。症状表现为眼睛奇痒、流泪伴有分泌物、结膜充血及眼睑水肿。很多小朋友在接触花草树木之后会突然眼睛很痒，最后导致眼睛红肿、流泪。而孩子在减少接触或更换居住环境后症状立即改善或消失。这种情况孩子可能是患上了过敏性结膜炎。

北京同仁医院的调查研究发现，在14426名患者中，对花粉过敏者占55.9%，其中蒿属花粉阳性率最高，为30.8%，而且花粉浓度越高，患者越容易发病。黄花蒿是中国北方的主要户外过敏原来源，是过敏性鼻炎的一大诱因。其他常见致敏蒿属植物有大籽蒿、艾蒿及沙蒿。内蒙古地区的过敏人群正在逐年增加，极大地影响了人们的生活和工作。这些过敏现象主要是由空气中飘浮的花粉粒所造成的，尤其菊科蒿属植物花粉为主要季节性致敏因素，占各类植物花粉粒致敏比例的65%左右。内蒙古康巴什及周边地区自然生态环境和气候比较适合这类蒿属植物的生长，其中致敏反应相对强的品种有16种左右，每年致敏时间多在7—10月，而7月、8月是蒿属类植物花粉成熟扩散峰值期，此期气候特征是干旱、少风、少雨、蒸腾大，花粉粒易在空气中飘浮聚集，达到一定浓度就可导致过敏症状发生。

如何减轻秋季蒿草花粉过敏？

防止花粉过敏，最有效的方法就是远离过敏原

在蒿草花粉高发期应尽可能减少户外活动，避开中午前后花粉指数最高的时段；如果要出门，应戴上过滤密度较高的口罩和墨镜，避免花粉等致敏物的黏附；回到家里，要尽快更换、清洗衣物，将头发上及四肢上残留的花粉等致敏物清洗干净，勤洗澡；也不要在室外晾晒衣物，多使用空气净化器；将蒿属植物在幼苗期和开花前及时拔除或遏制其花序的形成，在人力所及范围内尽量减少蒿属植物的数量，可减少人居生活环境花粉量浓度，达到减轻过敏反应的效果。

补充水分

皮肤瘙痒与皮肤缺水有关，秋季空气干燥，所以皮肤中的水分很容易丢失。如果不注意补水，皮肤就会变得异常干燥，从而加重过敏导致的瘙痒。因此，应注意补充水分，最好喝富含矿物质的矿泉水。过敏性鼻炎和结膜炎患者瘙痒时可以选择海盐水冲洗，效果不错。

降低炎症状态

多吃炎症指数低的食物，少吃有刺激性的食物。每天补充500毫克维生素C，多吃新鲜果蔬，增加B族维生素、维生素A、钙和锌的摄入量，少吃或不吃油炸及烧烤类食物，降低体内炎症状态。

适量运动

肥胖、代谢紊乱及缺乏运动与自身免疫力低下有一定的关系。建议每天坚持锻炼身体，宜选择一些室内运动，如乒乓球、健身操、舞蹈、跳绳等运动，每天坚持练习30分钟以上，这样能提高身体素质，增加免疫力。

及时就医

过敏症状严重者（如哮喘），要及时就医。除用药之外，还可以针对病因（在查明过敏原的基础上）进行特异性免疫治疗，即脱敏治疗，从而改善过敏体质，使症状减轻甚至消失。

免疫关乎机体抵抗外来微生物的入侵，关乎机体对自身异常细胞的监视和处理，关乎我们对可疑或未知物质的处理方式。免疫细胞无处不在，它们为了我们的健康四处征战而疲劳或牺牲。"伤敌一千，自损八百"，因此，它们也自然是对营养物质要求最高的细胞，一旦发生营养不良、营养的不均衡，免疫功能就会首先受损。而其他组织器官，在营养不均衡时也会发生功能障碍甚至发生疾病。身体的各种症状与不舒服的感觉就是在向"老板"诉说它们现在很是不爽，营养现在并不均衡，需要继续增加"薪酬"，以及更合理的分配。作为老板的您，是否应该尽快行动起来呢?

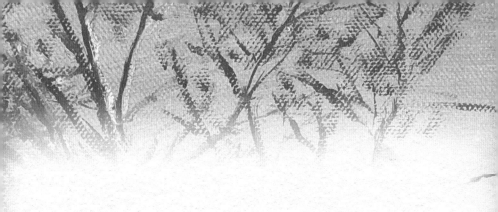

Part
FOUR
第四章

营养均衡计划

人如果吃不好，就不能好好思考，好好爱，好好休息。

——弗吉尼亚·伍尔芙［英国作家］

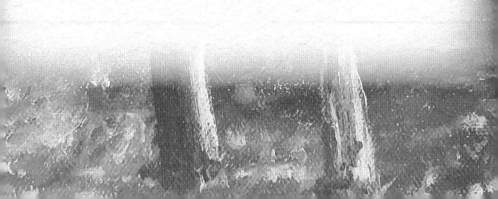

牛肝治疗了夜盲症

英国物理学家牛顿曾说过：真理从来就隐匿在黑暗之中，人类好奇的眼眸从来没有停止过对它的探索。19世纪奥地利护卫舰上的352名男子，在一次航行中，有75人每到夜晚来临时就会失去视力（夜盲症）。医生爱德华·施瓦兹把牛或猪的肝脏给他们吃，发现这些人的夜盲症就都痊愈了。他随后发表文章指出，夜盲症是一种营养性疾病。1904年，日本一名医生描述了营养不良儿童的眼干燥症，他们的饮食包括谷物和蔬菜。医生把动物肝脏和鱼肝油给这些儿童吃后，也取得了很好的效果。

19世纪末，一位德国教授曾使用小狗做关于饮食的实验，他发现牛奶中含有未知的关键营养素，并提出应该研究人类的饮食中是否也含有这种物质。后来另一位研究者观察到饲料中未添加牛奶的小狗出现眼部症状。他还发现实验组的9只动物在死亡前都患上了严重的结膜炎或角膜溃疡，以至于在后期无法睁眼。1908年前后，一位25岁的德国学生也在实验室里重复出这样的结果，他提出牛奶中的这种关键因子有可能是一种"类脂"，即与脂肪相似，并可溶于乙醚和乙醇。

1913年，美国教授麦科勒姆又重新设计了实验，他尝试去掉牛奶中的蛋白质成分，并试图发现脂质中能促进生长的因子。他给小鼠连续10周喂食处理过的饮食后，小鼠体重下降了。但是给小鼠再喂食黄油后，小鼠体重恢复，而喂食橄榄油则无法恢复。1914年，他和玛格丽特·戴维斯通过把黄油皂化，得到一种水溶性物质——称为"因子B"，他把之前提取的脂溶性物质称为"因子A"。这便是对维生素家族命名方式的起始。1915年，麦科勒姆发表了相关论文，并认为维生素B是一类物质，而非单一物质。1920年，那种脂溶性物质——因眼盲症在德语中首字母为A，故将其称为维生素A，这也是人类发现最早的脂溶性维生素。通过对鱼肝脏的研究，发现了脂溶性物质A，并将它用来治疗眼盲症患者，取得了很好的效果。1931年，瑞典化学家保罗·卡勒描述了维生素A的结构。1947年，两位荷兰化学家合成了维生素A。

现在我们知道了，上文提到的"因子B"就是B族维生素，"因子A"就是维生素A。一种营养素的发现竟然经历了这么曲折的过程，几十年中那些没有机会接触同时代先进科技信息的人，他们有的因为夜盲症而失明，有的则患有严重的皮肤类疾病，至今在世界各地不够发达的地区仍然有许多缺乏维生素A的患者。

维生素A的功能有很多：它是构成视觉的感光成分，如果缺乏会造成夜盲症；它调节细胞生长和分化，是生长发育必需的物质；它对上皮的正常功能十分重要，缺乏后容易发生感染和腹泻；它调节免疫力，增强免疫细胞的活力；以及抗氧化、抗肿瘤。富含维生素A的食物有动物肝脏、鱼肝油、禽蛋、奶类，植物中不含维生素A，但有色植物含有的一些类胡萝卜素可以转化成维生素A。这类植物有西蓝花、菠菜、苜蓿、空心菜、胡萝卜、辣椒、芒果、杏等。叶黄素是类胡萝卜素中的一类，叶黄素在人眼黄斑区域（视觉最敏锐的区域，视神经最密集的区域）内高浓度聚集，是视网膜黄斑的主要色素。增加叶黄素摄入量具有明显预防和改善老年性眼部退行性病变的作用，如视网膜色素变性、黄斑病变和白内障等。由于叶黄素的吸收峰与蓝光吸收光谱相对应，能吸收大量近于紫外光的蓝光，从而保护视网膜免于光损害。叶黄素最好的食物来源是菠菜、卷心菜、西蓝花、白色菜花和羽衣甘蓝。而维生素E和维生素C也可以预防白内障的发生。

脚气病与"脚气"没有半毛钱关系

工业革命后人类生活条件不断提高，但很多生活条件好的人，身体却出现了很多不明症状，如消化不良、食欲不振、便秘、腹胀、厌食，严重的甚至出现肌肉酸痛、下肢无力、失眠、健忘等情况。这种病在当时称为"脚气病（Beriberi）"。当时很多穷人没出现这种问题，而以精米为食的富贵人家，反而成为脚气病的重灾区。随着食品加工技术的发展，甚至有很多地方出现了因脚气病致死的情况。当时，这些症状可以通过增加食物种类和补充牛奶来缓解，但研究者找不到这种问题的根源到底是什么，甚至很多人认为脚气病是细菌感染所致。

1883年，年轻的军医艾克曼来到了东印度，他发现当地的士兵饱受一种疾病的困扰，首先表现为下肢无力，继而发生全身性神经病变，甚至导致死亡。1896年，艾克曼发现了一个有趣的现象：这里不仅人患脚气病，连家养的鸡也会患脚气病。所以，艾克曼决定用鸡来做实验，探索脚气病的发病机制。首先，艾克曼把重点放在对脚气病病菌的搜寻上，他把病鸡的脚和内脏制成各种切片进行观察，又把给鸡吃的食物进行严格消毒，甚至重新建造了新的鸡舍。但是鸡照样发病。

后来，新来了一位饲养员，神奇的事情发生了：在新来饲养员的饲养下，一群群鸡逐渐恢复了健康。这是怎么一回事呢？后来经过调查，发现曾经那位饲养员总是用食堂里吃剩的白米饭喂鸡，而新来的饲养员不愿意收拾吃剩的白米饭，总是用米糠来喂鸡。于是，艾克曼重新买了一批健康的鸡，一半用白米饭喂养，一半用米糠喂养。结果发现，用白米饭喂养的鸡很快就出现了脚气病，而用米糠喂养的鸡却一直很健康。毫无疑问，脚气病一定和食物有关。后来艾克曼又把米糠浸泡过的水给患有脚气病的人们饮用，发现大家不久之后就都痊愈了。后来经过一系列的研究，最终确认了脚气病的病因是营养缺乏。受艾克曼研究结果的启发，人类开始通过粗粮等膳食纤维搭配的方式来防止脚气病的发生，但仍未找到脚气病的根源。直到维生素B_1的发现。

1912年，波兰生物化学家卡西米尔·冯克从糠皮中提炼出一种物质，他发现这种物质对维持身体健康具有重要作用，将其命名为Vitamin，即现在的维生素B_1。因为它能治疗脚气病，就取了脚气病英文单词的开头字母，称为维生素B。维生素B_1也称硫胺素，硫胺素缺乏症又称脚气病，主要损害神经-血管系统，多发生在以加工精细的米面为主食的人群。长期酗酒的人群易由于酒精中毒而引起维生素B_1缺乏，导致精神错乱、共济失调、眼肌麻痹、假记忆和逆行性健忘甚至昏迷，是一种神经脑病综合征。维生素B_1广泛存在于天然食物中，含量丰富的食物有谷类、豆类及坚果类。动物内脏（肝、心、肾）、瘦肉、禽蛋中含量也较多。日常膳食中维生素B_1主要来自谷类食物，多存在于表皮和胚芽中，如果米、面碾磨过于精细可造成维生素B_1大量损失。由于维生素B_1具有易溶于水且在碱性条件下易受热分解的特性，所以过分淘米或烹调中加碱也可导致维生素B_1大量损失。一般温度下烹调食物时维生素B_1损失不多，但高温烹调时损失可达30% ~ 40%。

随着科技的发展，人类发现的维生素种类越来越多。同时，研究者发现很多已被命名的维生素其实属于另一个类别，于是就出现了维生素编码的断层和不连续，即现在命名的维生素B_1、维生素B_2、维生素B_3、维生素B_6、维生素B_9及维生素B_{12}等，合称B族维生素。谷类是人类的主食，也是B族维生素的主要来源，但B族维生素大多不耐热。谷类食物在烹调前一般需要淘洗，在淘洗过程中一些营养素特别是水溶性维生素和矿物质有部分丢失，淘洗次数越多、水温越高、浸泡时间越长，营养素的损失就越多。制作米饭时采用蒸的方法会使B族维生素的保存率比弃汤捞蒸方法要高，米饭在电饭煲中保温时，随时间延长，维生素B_1可损失所余部分的50%~90%；在制作面食时，一般用蒸、烤、烙的方法，B族维生素损失较少，但用高温油炸时损失较大。如油条制作时因加碱及高温油炸会使维生素B_1全部损失，维生素B_2和烟酸仅保留50%。

纯素食容易导致维生素B_{12}的缺乏。食物中的维生素B_{12}与胃黏膜壁细胞所分泌的"内因子"结合，形成复合物，在回肠远端被吸收入血，满足机体需求。维生素B_{12}是一个家族，包括维生素B_{12}（氰钴胺）、甲钴胺、腺苷钴胺和羟钴胺（后3种是维生素B_{12}活性的辅酶形式），被统称为钴胺类。维生素B_{12}口服或注射吸收后，一部分在肝脏储存，另一部分则进入细胞后转化为甲钴胺、腺苷钴胺、羟钴胺。因此，甲钴胺、腺苷钴胺和羟钴胺这3种药物口服或注射后无须转化，可直接在人体内发挥作用。

维生素B_{12}主要用于治疗巨幼细胞贫血（依据症状可与叶酸联合，甲钴胺、腺苷钴胺与维生素B_{12}效果相似），素食或营养不良所引起的维生素B_{12}缺乏症，肝炎、肝硬化及补充糖尿病患者长期服用二甲双胍所致的维生素B_{12}缺乏。质子泵抑制剂（奥美拉唑、雷贝拉唑、泮托拉唑、兰索拉唑、埃索美拉唑）可能阻碍结合蛋白质中维生素B_{12}的吸收。甲钴胺和腺苷钴胺常用于治疗糖尿病周围神经病变、面神经麻痹、青光眼性视野缺损、血液透析者神经病变、坐骨神经痛、三叉神经痛、腰椎间盘突出所致的神经痛、神经炎或神经损伤等。维生素B_{12}的来源主要是动物性食物，如肉类、乳制品和蛋类等。

维生素缺乏的常见原因有：食物短缺，选择食物不当；也可由于食物运输、加工、烹调、储存不当使食物中的维生素丢失或被破坏；

老人胃肠道功能降低，对营养素（包括维生素）的吸收利用降低；肝胆疾病患者由于胆汁分泌减少，也会影响脂溶性维生素的吸收。由于维生素的需要量增多或丢失增加，会使体内维生素处于不足的状态。如妊娠和哺乳期妇女、生长发育期儿童、特殊生活及工作环境的人群、疾病恢复期患者，他们对维生素的需要量都相应增加。

预防缺铁性贫血

缺铁性贫血是世界上最常见的贫血，是由于体内骨髓、肝脏、脾脏等贮存的铁消耗殆尽，不能满足正常红细胞生成的需要而发生贫血。

铁是人体重要的必需微量元素，是人体组织的组成成分。体内铁的水平随年龄、性别、营养状况和健康状况的不同而异，人体铁缺乏仍然是世界性的主要营养问题之一。但铁摄入过多也有危害。65%～70%的铁存在于血红蛋白（红细胞）中，3%在肌红蛋白（肌肉），1%在含铁酶类（如细胞色素、细胞色素氧化酶、过氧化物酶、过氧化氢酶等）、辅助因子及运铁载体中，此类铁称为功能性铁。剩余25%～30%为贮存铁，主要以铁蛋白和含铁血黄素形式存在于肝、脾和骨髓中。

铁有什么作用呢？血红蛋白由1个珠蛋白和4个铁卟啉（卟啉和亚铁离子形成的化合物）组成，可与氧发生可逆性的结合，使血红蛋白具有携氧功能，参与机体内氧的交换及组织呼吸；肌红蛋白由1个血红素和1个珠蛋白组成，主要在肌肉组织中起转运和贮存氧的作用；细胞色素酶类参与体内氧化还原过程，供给机体需要，在氧化过程中产生的有害物质可被含铁的触媒和过氧化物破坏而解毒；铁在骨髓造血组织中与卟啉结合形成高铁血红素，再与蛋白质结合成血红蛋白，因此缺铁会导致血红蛋白不足而贫血；铁参与维持正常的免疫功能，缺铁可引起机体感染性增加，白细胞的杀菌能力降低，淋巴细胞功能受损。

为什么会缺铁呢？妊娠、生长发育可使铁的需要量增加；月经过多、钩虫感染、痢疾、血吸虫病等因铁丢失而增加铁的需要；萎缩性胃炎、胃酸缺乏或过多服用抗酸药物时，影响食物铁离子释放，减少铁的吸收；铅、铬、锰等矿物质过多摄入会阻碍机体对铁的吸收；一些植物成分，如植酸、单宁、多酚物质与铁结合能力较强，也会阻碍铁的吸收。

一旦发生缺铁性贫血，应尽可能去除缺铁的原因，同时每天补充150～200毫克的元素铁，待血清铁＞50微克/升停药。此外，饮食中注意补充铁元素以预防缺铁。中国营养学会推荐成人膳食铁的每日摄入量为男性12毫克、女性20毫克，但都未超过42毫克，因为铁过量会有一定的毒性。含铁量高的食物有芝麻酱、蘑菇、木耳、蛏子、紫菜、鸭血、猪肝、河蚌、豆腐皮、海参、海米、鸭肝、血制品、扁豆等。补充铁的同时要注意锌的补充，因为二者会互相竞争，一方补充较多，可能会造成另一方的吸收减少而发生缺乏。

另外，蛋白质类食物能够刺激胃酸分泌，促进铁的吸收；一些氨基酸，如组氨酸、赖氨酸、半胱氨酸、甲硫氨酸、酪氨酸与铁螯合成小分子的可溶性单体，可提高铁的吸收效率。维生素C是铁吸收的有效促进因子；维生素A、叶酸、维生素B_{12}、维生素B_2等维生素对铁的吸收起协助作用。这些都可以和铁一起补充，尤其是维生素C。但是，吃鸡蛋、喝牛奶则不能补铁。蛋类的矿物质主要集中在蛋黄内，蛋清中含量极低，其中以磷、钙、钾、钠为主。需要注意的是，虽然蛋黄中铁含量较高，但由于是非血红素铁，并不能直接被人体吸收。一般来说，动物性食物比植物性食物铁的含量高，吸收率也高。虽然鸡蛋也属于动物性食物，但鸡蛋的蛋黄中存在一种干扰铁吸收的成分——卵黄高磷蛋白，它与铁结合形成可溶性差且难以被吸收的物质，因此大大降低了鸡蛋中铁的吸收率。所以说，多吃鸡蛋并不能补铁。奶类含铁量很低，100克奶类仅含铁0.1～0.5毫克。1～3岁儿童每天应摄入铁7毫克，4～8岁儿童每天应摄入铁10毫克，成人的需求量更高。因此，一般的奶制品不是铁的好来源。

认识骨质疏松

1786年，巴黎暴发鼠疫，为了解决墓地不足和公众卫生危机的问题，人们将埋在市区所有公墓中的尸骨转移至其他地方（原为地下石灰石采石场）。人骨墓穴长达280千米，收藏有600万～700万具人骨，是当时巴黎人口的3倍之多。这些骨骼之所以能够保存至今，是因为骨骼的70%是矿物质，是人体最坚硬的组织，承受着全身的质量。看到如此震撼的骨骼陈列，难免心情沉重，会想到健康、衰老与寿命。远古人类的平均寿命可能是35岁。1841年，英国女性平均寿命为42岁，男性为40岁。1960年联合国统计，全球人均寿命为52.5岁。2016年，女性平均寿命为83岁，而男性为79岁。现代医学第一次给人体衰老类疾病创造了一个加长1倍展示时间的机会，也让人类如此认真体验了一把活得长的代价。

当您活动身体时，是否会感到腰部疼痛、腰背部无力、经常疼痛、驼背、身高显著变矮？如果有，这些就是骨质疏松的一些症状，您最好去医院咨询医生，做一个骨密度的检查。骨质疏松的英文是Osteoporosis，其来自希腊文Porous bones，意为"多孔的骨头"，在显微镜下骨骼呈蜂窝状，与正常健康骨骼相比，骨质孔隙大，骨骼密度和骨量下降，以致骨骼变脆，容易发生骨折。

骨质疏松的起因是矿物质流失，导致骨中的钙质不断流失到血液中。骨质疏松也是中、高年龄族群发生骨折最常见的原因之一。易于因骨质疏松而骨折的骨骼有脊椎、前臂骨、髋关节骨。缺钙可引起肌肉痉挛、失眠、关节痛、骨关节炎、龋齿、高血压、虚弱无力和盗汗等。严重缺钙会使骨骼变得松软易折，稍微受压就会断裂。骨质疏松引起慢性疼痛及功能衰退后，就连日常活动都有可能导致再度骨折。骨质疏松的病理改变主要是骨组织的退化，主要有绝经后骨质疏松和老年骨质疏松。

如果地球生命源于海洋，那么海洋中必然含有孕育生命不可或缺的物质。在海水成分中，排在前4位的阳离子是钠（Na^+）、镁（Mg^{2+}）、钙（Ca^{2+}）、钾（K^+）离子。而这4种离子恰恰是调控人体生理反应不可或缺的物质，摄入不足就会导致缺乏症。骨质疏松就与钙的缺乏或钙的流失关系密切。

维生素D不可缺

18世纪下半叶的工业革命期间，以骨骼畸形、骨骼软化、X形腿、O形腿、鸡胸等症状的佝偻病开始在儿童中大规模出现。并且城市里患佝偻病的儿童数量远高于农村地区。当时，晒太阳可以有效预防佝偻病，人们普遍认为是由于高楼大厦或空气原因遮挡了太阳光导致的。麦科勒姆在发现维生素A之后，继续进行佝偻病的研究。他将鱼肝油加热破坏后提炼出一种物质（将其命名为维生素D）给佝偻病患者服用，发现可以有效治疗佝偻病。维生素D以维生素D_2（麦角钙化醇）及维生素D_3（胆钙化醇）最为常见。维生素D_2是由酵母菌或麦角中的麦角固醇经日光或紫外光照射后形成的产物，并且能被人体吸收。维生素D_3是由储存于皮下的胆固醇衍生物在紫外光照射下转变而成的。在某些特定条件下，如工作或居住在日照不足、空气污染（阻碍紫外光照射）的地区，维生素D就只能由膳食供给。维生素D在肝脏和肾脏激活。激活的维生素D作用于小肠、肾、骨等靶器官，参与维持细胞内、外的钙浓度，以及钙、磷代谢的调节；此外，它还作用于心脏、肌肉、大脑、造血和免疫器官，参与细胞代谢或分化的调节。例如，促进小肠对钙的吸收，促进肾小管对钙、磷的重吸收。当血钙水平降低时，甲状旁腺素水平升高，1,25-（OH）2-D$_3$增多，通过对小肠、肾、骨等的作用以升高血钙水平；当血钙水平过高时，甲状旁腺素水平降低，降钙素分泌增加，尿中钙和磷排出增加。机体维持较低维生素D水平与某些肿瘤、糖尿病、心脑血管疾病、脂肪肝、低水平的炎症有关。

维生素D缺乏可导致肠道吸收钙、磷减少，肾小管对钙和磷的重吸收减少，影响骨钙化，造成骨骼和牙齿的矿物质异常。婴儿缺乏维生素D将引起佝偻病；成人，尤其是孕妇、乳母和老人，缺乏维生素D可使已成熟的骨骼脱钙而发生骨质软化和骨质疏松。缺乏维生素D导致钙吸收不足，可引起手足痉挛症，表现为肌肉痉挛、惊厥等。但过量摄入维生素D可引起维生素D过多症。中毒症状包括食欲缺乏、体重减轻、恶心、呕吐、腹泻、头痛、多尿、烦渴、发热，血清钙磷乘积增高，以至于发展成动脉、心肌、肺、肾、气管等软组织转移性钙化和肾结石。

如何远离骨质疏松

保证充足钙和维生素D的摄入

我国成人钙的推荐摄入量为每天800毫克，妊娠中期、晚期和哺乳期女性推荐钙的摄入量为每天1000毫克。常吃含钙量高的食物，如乳品、豆制品（豆腐、豆腐干等）、海产品（海带、虾、螺、贝类等）、高钙低草酸蔬菜（芹菜、油菜、紫皮洋葱、苜蓿等）、木耳、芝麻等天然含钙高的食物。维生素D可以促进钙的吸收。维生素D的主要来源为日光照射。许多人维生素D水平不足，尤其是在冬季。对于维生素D水平低的人群，须根据医嘱摄取补充剂。维生素D主要存在于海水鱼（如沙丁鱼）、动物肝脏、蛋黄等动物性食物及鱼肝油制剂中。人奶和牛奶含维生素D较少。蔬菜、谷类及其制品和水果只含有少量的维生素D。

保证充足镁的摄入

镁在人体内含量仅次于钾、钠、钙。钙和镁是并肩作战的战友，共同负责骨密度和肌肉、神经冲动方面的工作。钙与镁的摄入比例应为2：1。而牛奶中钙与镁的摄入比例为10：1。如果主要靠牛奶来提供钙和镁，则可能导致不平衡。人体内的镁66%位于骨骼和牙齿。血清镁浓度与骨代谢，尤其是骨质疏松密切相关。镁可以稳定羟磷灰石晶体的稳定性并减慢其无定形的晶体形态转化的作用，还可影响磷和羟基磷灰石中钙的溶解度，维持正常的骨量，影响羟基磷灰石晶体的大小和形态及晶体的形成，从而维持骨骼机械强度。富含镁的食物有菠菜、羽衣甘蓝、西蓝花、黑豆、海鱼等。矿泉水也是钙和镁的一个不错来源。

降低炎症，保持胶原蛋白的含量

胶原蛋白、维生素C、甘氨酸、维生素A、谷胱甘肽及深海鱼油可以帮助维持和保护骨骼中的有机成分，让骨骼更有韧性。氨基葡萄糖和糖胺聚糖类有助于关节的润滑。锌有助于生成新的骨细胞。膳食纤维、异黄酮、β-胡萝卜素、镁和维生素D有明显的抗炎作用；富含这类营养素的食物包括生姜、大蒜、菌类、胡萝卜、甜椒、西蓝花、发酵乳、黑芝麻、核桃、海参、松子等。抗炎食物有助于缓解和预防关节炎。

维持正常体重，定期运动

运动可以使骨骼更加强壮，更加轻盈。棒球运动员挥棒的手臂比另一只要粗1/3。运动可以分为两种：一种为有氧运动（耐力运动），如快步走、慢跑、跳跃、篮球、网球、跳舞和爬楼梯。另一种为无氧运动（阻力运动），如举重、负重训练和健身器材锻炼。远古人类不曾有的疾病，却成为今人的梦魇。都怪我们平时运动太少，日照不够，吃东西仅凭自己喜好。还有就是，我们活得足够长久。

营养素密度高的食物

神奇的大豆

大豆含有丰富的钙、铁、维生素B_1和维生素B_2，还富含维生素E、大豆异黄酮、大豆固醇和低聚糖。大豆固醇能阻碍胆固醇的吸收，抑制血清胆固醇的上升，因此有降血脂作用，起到预防和治疗高血压、冠心病等心脑血管疾病的作用；大豆卵磷脂对与营养相关的慢性疾病如高脂血症、冠心病等具有一定的预防作用；水苏糖和棉子糖，可被肠道益生菌所利用，具有维持肠道微生态平衡、提高免疫力、降血脂、降血压等作用。大豆低聚糖作为功能性食品基料，部分代替蔗糖应用于清凉饮料、酸奶、面包等多种食品中。多数大豆制品的加工需经浸泡、磨浆、加热、凝固等多道工序，去除了纤维素、抗营养因子，还使蛋白质的结构从密集变成疏松状态，从而提高蛋白质的消化率。如干炒大豆的蛋白质消化率只有50%左右，制成豆腐后可提高到92%～96%。

大豆经发酵可制成豆腐乳、豆瓣酱、豆豉、纳豆等，发酵过程中酶的水解作用可提高营养素的消化吸收利用率，并且某些营养素和有益成分含量也会增加，发酵使蛋白质部分降解，消化率提高；还可产生游离氨基酸，增加豆制品的鲜美口味；使豆制品中维生素B_2、维生素B_6及维生素B_{12}的含量增高，是素食人群补充维生素B_{12}的重要食物；大豆的棉子糖、水苏糖被微生物（如曲霉、毛霉和根霉等）发酵分解，故发酵豆制品不引起胀气；活性较低的糖苷型异黄酮中糖苷被水解，成为抗氧化活性更高的游离态异黄酮。大豆经浸泡和保温发芽后制成豆芽，在发芽的过程中维生素C含量从0增至5～10毫克/100克，豆芽中维生素B_{12}含量为大豆的10倍。在发芽的过程中由于酶的作用还促使大豆中的植酸降解，更多的钙、磷、铁等矿质元素被释放出来，增加了矿物质的消化率和利用率。

升级的大豆是黑豆

黑豆的蛋白质含量高达36%，相当于肉类含量的2倍、鸡蛋的3倍、牛奶的12倍。虽然黑豆蛋白质含量只是略高于大豆，但黑豆蛋白质中的必需氨基酸组成远优于其他豆类，居豆类之首。黑豆中的钙、镁等矿物质含量也明显高于大豆，且黑豆还不含胆固醇。除营养物质外，黑豆中异黄酮、花色苷等生物活性成分含量也明显高于大豆。其中，异黄酮在黑豆的营养保健价值方面起重要作用，它是一类生物活性物质的总称，包括大豆苷元、染料木素等，其结构与雌激素相似，在预防癌症、心脑血管疾病、骨质疏松和抗氧化等方面都有一定作用。

"超级"藜麦

藜麦原产于南美洲安第斯山脉的哥伦比亚、厄瓜多尔、秘鲁等中高海拔山区。它是印加人（秘鲁古代原住民）和阿兹特克人（墨西哥古代原住民）的主食。藜麦具有相当全面的营养成分，并且藜麦的口感、口味都易被人接受，堪称完美食物、超级食物。藜麦是富含优质完全蛋白的食物，蛋白质含量高达16%～22%，品质与奶及肉类相当；富含多种氨基酸，比例合理，易被吸收，尤其富含植物中缺乏的赖氨酸和甲硫氨酸，与其他植物同食可以弥补氨基酸的不足，提高食物蛋白质的利用率（称为蛋白质互补作用）；富含锰、钾、铁、钙、锌、镁、磷、硒、铜等矿物质；富含多不饱和脂肪酸（83%）、膳食纤维、类黄酮、B族维生素和维生素E、胆碱、甜菜碱、叶酸、植物固醇等多种有益化合物。美国早在20世纪80年代就将藜麦引入美国航空航天局（NASA），作为宇航员的日常饮食，FAO认定藜麦是唯一一种单作物即可满足人类所需全部营养的粮食。藜麦的全营养性和高膳食纤维等特性决定了其低脂、低升糖、低淀粉，热值仅为305千卡/100克，适合糖脂代谢紊乱的患者和健康人群食用。

鸡蛋的蛋白质最接近人类蛋白

蛋类是人类重要的营养来源，能提供多种维生素和矿物质，富含卵磷脂和类胡萝卜素等对人体有益的营养成分。鸡蛋蛋白的必需氨基酸组成与人体接近，是蛋白质生物学价值最高的食物，被称为"蛋白质的营养库"。在青少年时期，每天1个鸡蛋，可全面补充优质蛋白质。蛋白质主要集中在蛋黄，而在蛋清中含量较低。有些人因蛋黄胆固醇含量高而不敢进食，循证医学研究发现，每日进食1个鸡蛋与冠心病、脑卒中、2型糖尿病、胃肠肿瘤等发病风险无关。因此，大家进食时不要丢弃蛋黄，最好吃全蛋。

比畜肉、禽肉更好的是鱼肉

鱼肉的蛋白质含量高于禽畜肉，且其必需氨基酸结构组成较好，利用价值较高。鱼肉肌纤维短细，水分含量少，组织柔软细腻，更易消化吸收。鱼类脂肪含量超低，不饱和脂肪酸约占80%，其熔点低，消化吸收率可达95%。鱼是维生素A和维生素D的重要来源，是维生素E的来源之一，B族维生素含量也较丰富，但几乎没有维生素C。维生素A、维生素D主要存在于鱼油和鱼肝油中。鱼肉中磷含量很高，钙、钠、钾、镁的含量也很丰富。钙含量比畜肉、禽肉高。海水鱼还富含碘。锌、铁、硒也较丰富。

但某些鱼类中含有高浓度的汞和其他有毒化合物。因此，选择鱼类时，应遵循以下原则：不要选择鱼口大的、寿命长的鱼（如金枪鱼等），这些鱼体内汞的含量通常都很高，可以多选鲑鱼、黄花鱼、鲭鱼、凤尾鱼、沙丁鱼、鲱鱼等。与此同时，尽量选择野生鱼类而不是养殖的鱼，前者通常能提供更多的n–3脂肪酸。

最好的零食是坚果

每天吃一些坚果，能有效降低肥胖的风险。因为坚果中的高纤维素含量可延迟胃排空，使饱腹感的时间延长。同时，坚果纤维也能很好地与肠道脂肪结合，从而排出更多的热量。此外，坚果中富含的不饱和脂肪酸、膳食纤维、维生素E等物质对心脑血管系统有保护作用，适量吃坚果，可以减少心脑血管疾病的发生率，特别是核桃、杏仁、腰果、榛子、松子、夏威夷果等。

坚果是较好的零食和餐饮原料，属于高能量食物，含有多种有益的脂肪酸，适量摄入有益健康，其能量摄入应计算在人体一日的总能量需要量中。由于其脂肪含量高，若摄入过多，易导致能量摄入过剩，因此推荐平均每周摄入50～70克（平均每天10克左右）。如果摄入过多，则应减少一日中其他餐次能量摄入，保证每日摄入总能量不超标。

橄榄油不适合炒菜

地中海地区传统的饮食是利用橄榄和橄榄油中"好"脂肪的典范。人口统计和实验室研究揭示，当用橄榄油取代饮食中固体脂肪（如黄油、硬人造奶油、椰油或棕榈油、猪油、起酥油和肉类中脂肪）时，可以降低癌症的发病率；尤其是用深绿色的特级初榨橄榄油取代更多饱和脂肪酸时，可以降低心脑血管疾病的发病率。但橄榄油是多不饱和脂肪酸，不能用于炒菜，只能用于低温的烹调和凉拌。注意富含多不饱和脂肪酸的油脂都不适合高温炒菜。

营养素协作起来作用大

生活中补充单一营养素来治疗疾病、改善营养状态是不现实的。维生素B_6、维生素B_{12}、叶酸、铁、锌、锰的缺乏都会导致贫血，反过来，若发生贫血，补充这几种营养素也会起到互相促进的协同作用，效果会更好。然而，单独补充一种营养素，还有可能导致另一种营养素的缺乏。例如，钙、铁、锌在体内使用同一种运输载体，如果一种摄入过多，就会阻碍其他两种营养素的摄入而发生缺乏。妊娠期间如果钙和铁补充过多，就有可能发生锌的缺乏，造成严重的后果。另外，将某些食物与营养素等同来看，当作蛋白质、脂肪和糖类的代名词也是荒谬的。人体不是简单的机器，食物也不是劣质的燃料，而过度加工的食物的确成了劣质的燃料，这无异于对人类的伤害。没有任何一种药物可以替代完整的食物（天然的食物），完整的食物包含数百种促进健康的物质，食物的多样化可以降低机体缺乏某种物质的概率，因此要尽可能全面补充对身体有益的物质。

保持营养素均衡的小建议

平衡膳食、食物多样化

平衡膳食模式是指一段时间内，膳食组成中的食物种类和比例可以最大限度地满足不同年龄、不同能量水平的健康人群的营养和健康需求。平衡膳食应包括谷薯类、蔬菜和水果类、动物性食物、大豆和坚果类及纯能量食物。食物多样化是指建议每天食用至少12种食物，每周食用至少25种食物，烹调油和调味品不计算在内；按照一日三餐食物品种数的分配，早餐至少摄入4~5种（但不要以纯糖类为主），午餐摄入5~6种，晚餐摄入4~5种，零食摄入1~2种。

可通过选择小分量、同类食物互换以及巧妙搭配这3种途径做到食物多样化。①"小分量"是实现食物多样化的关键措施，同等能量的一份午餐，选用小分量菜肴可增加食物种类，丰富营养素来源，利于食物多样化；②同类食物进行互换也是保持食物多样的好办法，有利于丰富一日三餐的食物品种从而达到食物多样化；③巧妙进行食物的粗细搭配、荤素搭配、色彩搭配和合理烹调，不仅能增加食物品种数量，还能提高食物的营养价值并改善其口味、口感，让我们每天享受不同色、香、味的美食。

多吃全谷物和杂豆类食物

全谷物和杂豆类是膳食的重要组成部分，种类多样，营养丰富。全谷物面包、燕麦片早餐等都可作为膳食的一部分。杂豆与精白米面可搭配食用，不同食物的混合可均衡营养并提升营养优势。全谷物和杂豆既可融入主食中，也可融入菜肴中。全谷物如小米、玉米、燕麦、全麦粉等都可直接作为主食，如做成粥或烹制米饭；杂豆则做成各种豆馅融入主食中。杂豆食物煮松软并适当调味可制成美味的凉菜，绿豆或红豆泡液发芽也可炒菜。若觉得全谷物粗糙，可加入芝麻、葡萄干和大枣等使全谷物食物更加美味。

选择营养素密度高的食物

平衡饮食食谱示例

	春季示例
早餐	鸡蛋饼（葱30克，鸡蛋80克，玉米面75克），茶鸡蛋（50克）或咸鸭蛋（50克），低糖豆浆（300毫升）或牛奶（250毫升），芹菜花生（芹菜30克，花生20克）或虾仁炒黄瓜（黄瓜20克，虾仁20克）

续表

	春季示例
中餐	杂粮饭（大米40克，黑米10克，小米10克），香菇炒菜心（油菜心50克，干香菇20克），番茄牛腩汤（番茄100克，牛腩20克），菊苣西蓝花沙拉（菊苣50克，酸奶25克，西蓝花25克）
下午加餐	苹果200克或桑葚100克
晚餐	蘑菇炒肉（干香菇50克，油菜50克，瘦猪肉或瘦牛肉25克），荞麦面条（荞麦面75克），小葱拌豆腐（豆腐50克，小葱20克），韭菜炒鸡蛋（韭菜50克，鸡蛋50克）
加餐	核桃仁10克
油、盐	全天总用量：植物油25克，盐5克
	夏季示例
早餐	煮玉米（鲜玉米150克），酸奶（100毫升），鸡蛋（50克），凉拌西芹花生米（西芹40克，花生米20克）
中餐	党参鸡汤面（党参20克，鸡肉50克，荞麦面70克），豌豆胡萝卜（豌豆50克，胡萝卜20克），蘑菇青菜炒肉（蘑菇15克，青菜50克，猪肉30克）
下午加餐	李子100克或杏200克或西瓜200克
晚餐	葱炮肉（葱30克，瘦猪肉或瘦牛肉20克），窝头（玉米面100克）或小米粥（小米80克），黄瓜鸡蛋汤（黄瓜100克，鸡蛋50克，香菜5克），西蓝花炒鸡胸肉（西蓝花50克，嫩鸡胸肉20克）
油、盐	全天总用量：植物油25克，盐5克
	秋季示例
早餐	黑芝麻糊（黑芝麻80克）或蒸芋头（150克），卤蛋（50克）或豆腐脑（250毫升），西蓝花木耳（西蓝花50克，干木耳5克，芝麻酱10克）
中餐	煮玉米（鲜玉米200克），尖椒炒肉（尖椒50克，牛肉20克），老黄瓜羊肉汤（老黄瓜50克，羊肉20克），蘸酱菜（萝卜10克，葱10克，蒜5克，生菜20克，黄瓜10克）

续表

秋季示例	
下午加餐	猕猴桃200克或香蕉200克或梨200克
晚餐	小炒肉（蒜苗50克，瘦猪肉或瘦牛肉20克），红烧黄花鱼（黄花鱼40克，姜5克），口蘑豆腐汤（口蘑20克，豆腐40克），大火米渣粥（玉米70克，白芸豆20克）
加餐	熟榛子仁10克
油、盐	全天总用量：植物油25克，盐5克
冬季示例	
早餐	蒸鸡蛋羹（鸡蛋50克），杏仁（10克），牛奶（250毫升），粗粮饼干（饼干100克）
中餐	水煮大虾（对虾40克），萝卜牛肚煲（红胡萝卜50克，牛肚20克，姜5克），洋葱番茄炒鸡蛋（洋葱30克，番茄30克，鸡蛋50克），杂粮饭（黑豆10克，大米50克，藜麦10克）
下午加餐	苹果100克或橙子100克
晚餐	烤红薯（红薯200克），醋熘白菜木耳（白菜100克，干木耳5克），番茄萝卜汤（白萝卜50克，番茄50克，猪肉30克），菜花炒肉（菜花100克，牛肉30克）
加餐	熟葵花子20克
油、盐	全天总用量：植物油25克，盐5克

本食谱可提供能量1600～2000千卡，蛋白质86～100克，糖类220～660克，以及脂肪50～67克；三大营养素占总能量比为蛋白质15%～20%，糖类45%～55%，以及脂肪25%～30%。晚上的加餐，不饿时也可以不选。

按照现在的"加薪"策略，我们身体的细胞都有了足够的"薪酬"，以进行更合理的分配。大家可以好好干活了吧？这时漏洞问题又来了。怎么突然发现有一些部门的人员编制在无限扩充呢？简直无视公司的规模，所有的经费都进了这个无底洞！那这个问题是什么？那个部门为什么疯狂扩张？这些问题的答案都在下一章。

被破坏的源代码

不是医生治好了病，而是患者的自愈能力战胜了疾病。

——希波克拉底［西方医学之父］

2020年全球新增癌症病例约1929万例，其中男性1006万例，女性923万例。这意味着全球1/5的人在其一生中将会罹患癌症，1/8的男性和1/11的女性会死于癌症。乳腺癌占新增癌症病例的11.7%，肺癌占11.4%，结直肠癌占10.0%，前列腺癌占7.3%，其中肺癌的死亡率最高（18%），远高于第二位的结直肠癌（9.4%）。

癌症的危险是因为癌细胞可以无限分裂；生长没有方向，也不受激素等外部因素的影响；参与血管形成，欺骗身体为之供血；无视任何停止生长的信号；能抵挡细胞凋亡（即细胞程序性死亡）；会转移，扩散到身体其他部位。癌细胞是正常细胞受损产生的，但是它们只会疯长。

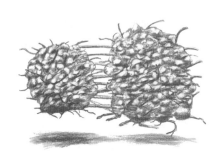

癌细胞伸出触角溶解周围的透明质酸并扩散到周围，进入血流，形成转移癌

无癌动物给我们的启示

科学家们曾经一度认为，体形越大的动物细胞越多，在分裂过程中越容易发生突变，从而患上癌症。后来却发现，体形较大的动物寿命往往很长。例如，大白鲨和大象能活70年；弓头鲸的平均寿命则长达200年，是世界上寿命最长的哺乳动物；格陵兰睡鲨可以活500年，

是世界上最长寿的脊椎动物。这些动物为什么能长寿呢？

　　一度有人认为"鲨鱼和大象不会患癌症"。2004年，美国夏威夷大学发表了一份《低等动物的癌症名录》，记录了在软骨鱼类身上发现的42种肿瘤，其中就有2例是鲨鱼。所以鲨鱼也会患癌症，只是概率很低。大象患癌症的概率是5%，而人类患癌症的概率却高达25%。

　　大象体内存在一种抑制癌症的"*TP53*抑癌基因"。*TP53*基因可以抗癌的原因，是其编码产生的TP53蛋白质可以促进DNA的修复，当DNA变异过多而导致无法修复时，该蛋白质还可以诱导异常细胞"自毁"，所以有了这个"神器"就可以降低患癌症的风险。

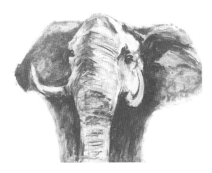

大象的*TP53*基因拷贝数是人类的20倍

大象的*TP53*基因里有20 ~ 40个副本（备份），而人类和其他动物身上却只有1 ~ 2个，也就是说，如果一个人的*TP53*基因变异（损坏），就几乎没有备份的*TP53*基因。体外实验将*TP53*基因合成并注入人类细胞，这时人类细胞接纳了人工合成的*TP53*基因，且在触发DNA损伤后，人类的癌细胞就会自杀，抑制癌症扩散。这证明人为增加*TP53*基因可能有助于人类减少癌症的发生，也许有一天这个治疗方法可以真正实现。而尽管大象的*TP53*基因副本很多，但仍有5%的大象会因为癌症死去。

　　鲸鱼的寿命也很长，虎鲸的寿命会相对短一些，只有30年左右。蓝鲸的寿命相对长一些，在80年左右。弓头鲸的寿命最长，可以达到150 ~ 200年，其脂肪层最厚的动物，其脂肪层的厚度可达40厘米。与大象类似，鲸鱼也有许多重复的抑癌基因，而且鲸鱼基因组中积累的

DNA突变又少得多。因此，鲸鱼和大象都是通过演化击败癌症的。那我们再看看其他动物吧。

鲨鱼为什么也很少得癌症呢？鲨鱼这个物种在地球上存在了3.5亿年，鲨鱼的免疫系统与人类不同。这种免疫系统无差别地处理各种潜在的有害物质，鲨鱼体内还可以产生一种鲨鱼素，能有效抵抗感染。DNA同样可以自我修复。另外，鲨鱼的肝中含有丰富的维生素A，可对抗上皮组织发生癌症。曾经有研究指出，鲨鱼软骨（鱼翅）能够抑制肿瘤血管的生长，但是经过临床试验研究，鲨鱼软骨对于治疗癌症并没有可信的证据。虽然鲨鱼很少发生癌症，但吃鲨鱼软骨也不能治疗癌症。

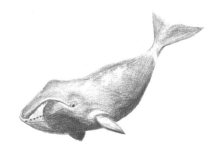

弓头鲸是脂肪层最厚的动物，其脂肪层的厚度可达40厘米

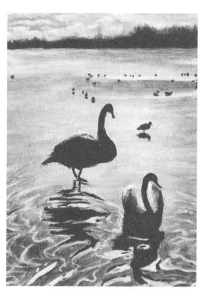

天鹅也会患癌

水豚也是极少发生癌症的动物，它看起来就像一只"没有尾巴的大老鼠"，水豚是一种半水栖的食草动物，也是世界上最大的啮齿类动物，可以重达几十千克。水豚不容易患癌症，是因为其免疫系统可以很快地检测出那些分裂过快的细胞，并剿灭它们。网络上常说鹅也不发生癌症，但动物肿瘤科学研究指出禽畜的癌症患病率都

非常高。鹅也会患癌，鸡和鹅的癌症患病率都达到50%之上，而鸭的癌症患病率更高。在体外实验中，有报道说天鹅也会患癌。另有报道，鹅血提取液能抑制肝癌、胃癌等消化系统肿瘤细胞的生长。鹅血血细胞中蛋白质和免疫球蛋白成分都比较高，这种化学物质有提高机体免疫力的功效，能提高组织细胞的防癌工作能力。但这些研究都只是在体外的细胞水平上，还没有动物实验乃至临床试验证实鹅血有医治癌症的实际效果。

目前，最接近无癌的脊椎动物是裸鼹鼠。它看起来皮肤皱巴巴、全身光秃秃的。裸鼹鼠和老鼠很像，但却比老鼠具有更强大的能力，它们能吃一些有毒食物却不会中毒，新陈代谢和生长速度都很慢，而且在自然条件下，没有发现它们体内存在癌细胞。

裸鼹鼠"无癌"的秘密之一在于其细胞中分泌的透明质酸，裸鼹鼠体内有大量的透明质酸，癌细胞被包围得动弹不得。这种物质可以阻止癌细胞聚集成团，抑制癌细胞的生长和扩散，没有聚集成团的癌细胞最终被免疫细胞杀死。植物不发生癌症的转移有相同的道理，

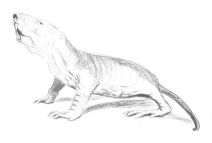

裸鼹鼠体内有大量的透明质酸，癌细胞被包围的动弹不得，最终被免疫细胞杀死

植物细胞被一层厚厚的细胞壁所包围，使其不能移动。所以植物即便是发生了癌症，也不会转移、破坏其他组织。然而，裸鼹鼠虽具有高度的抗癌性，但是在圈养中却观察到2例癌症病例。这说明任何动物都无法完全免疫癌症，只能通过一些特殊手段在一定程度上预防和抑制癌细胞。

除具有强大的抗癌能力外，裸鼹鼠的第二大特点就是长寿。它们长寿的原因除了几乎不发生癌症，还有其心脏泵血能力很强，肺脏发

达，血管丰富，耐受缺氧能力强，新陈代谢慢，而且骨密度稳定，再生能力强。裸鼹鼠在同类物种中寿命最长。一般老鼠的寿命只有2年，而裸鼹鼠的平均寿命却长达30年，最长可以活到37岁，是同类物种的10倍以上。

裸鼹鼠的代谢速度异常缓慢，身体功能几乎不会改变，也不出现身体恶化，并保持外貌和大脑组织不会衰老。不会衰老的裸鼹鼠，能吃有毒的食物，可以抵御癌症，可以适应无氧和高温环境。那么它们是怎样死去的呢？裸鼹鼠在户外更多死于天敌攻击、缺少食物和感染。但在实验室中，裸鼹鼠却大多死于口腔溃疡，因为难以进食、饮水或遭受感染而死。

寿命相差巨大的同类生物，还有大白鲨和格陵兰睡鲨。大白鲨寿命可以达到70岁。格陵兰睡鲨则更加惊人，其平均寿命可以达到400岁以上，而已知最长寿的一条已经有517岁高龄了。还有一种和指甲一样大的灯塔水母，具有"返老还童"的能力，每当老化到一定程度时基因就会重启，从而长时间生存。

人的干细胞分裂极限是50次，一次正常干细胞分裂的周期约为2.4年，这意味着人类的寿命极限是120岁。但由于疾病和意外，很少有人能够达到。良好的免疫力、修复DNA能力是与癌症抗争的关键，而对于人类来说，减少外来致癌物质、辐射对免疫系统和DNA的损害则是重要的抗争手段。

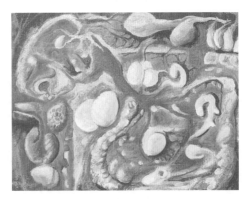

肿瘤是内外环境刺激的结果

促癌物黑名单

地球上生命体的质量约为1.1万亿吨，人类制造的所有物质（包括混凝土桥梁、玻璃建筑、电脑、衣服等）的总质量即将超过地球上所有生物的质量。现在，人造物质总量正以每年300亿吨的速度增加，相当于地球上每个人每周制造物质的量超过自己的质量。人类制造出的化学物质有80000多种，其中86%从未检测过其对人类的影响。这些物质可能和皮肤接触，也可能混入食品中。人类在"享用"这些科技福利的同时，正在被各种化学物质入侵。随着医疗技术的进步，人类的生命延长了，癌症得以在漫长的生命里和恶劣的环境中滋生蔓延，已成为人类和动物的一种常见疾病。癌症是112个国家人口的第一或第二大死因。我国新发癌症病例和死亡病例约占全球癌症发病总数和死亡总数的23.7%和30.2%，已经成为名副其实的"癌症大国"。

癌症的发生与DNA损伤、DNA甲基化和端粒变短有关。癌症发生的最重要因素是细胞的DNA（我们身体的源代码）损伤，从而让细胞不受控制地生长，变成癌细胞，成为恶性增殖的组织，最终变成恶性肿瘤。物理因素、化学因素和生物因素都可能会损伤DNA。

物理因素主要包括紫外线和电离辐射两类。紫外线主要使相邻两个嘧啶形成二聚体，阻碍DNA的复制和转录，因此紫外线辐射是人类患皮肤癌的主要原因。电离辐射（α射线、β射线、中子等高能粒子流与γ射线、X射线等高能电磁波）不仅可以直接轰击破坏DNA，还可以通过对水的电离作用产生羟自由基，间接造成DNA断裂、碱基脱落、杂环破裂等损伤。含有放射性核素的物品、医疗X射线检查、电子计算机断层扫描（CT）是常见的放射线来源。

化学因素是由于有毒化学物导致DNA发生突变和损伤，从而形成癌症。烷化剂是最常见的致癌化学物质，它可以通过碱基烷基化、碱基脱落、断链和交联的方式对DNA造成损伤。除了烷化剂，还有乙醇（酒精）的代谢产物乙醛、烟草烟雾中的大量芳香胺和多环芳烃、变质食物中的黄曲霉素、泡菜及各类盐渍烟熏制品中的亚硝基类化合物以及烧烤、煎炸等食物中的多环芳烃等诱发突变的化学物质或致癌剂，这些都会对人体DNA造成损伤，可能促进癌基因表达、抑制抑癌基因、促进某些细胞增殖等，从而促成癌症。另外，各种感染也会损伤DNA。

除DNA损伤会导致癌症的发生外，表观遗传中甲基化和端粒酶活性也与癌症密切相关。DNA甲基化是一种化学物质，使甲基聚集在DNA链的顶端，使基因沉默，无法发挥产生某些蛋白质的功能。DNA甲基化主要是通过抑制抑癌基因的表达、促进癌基因表达两种方式促进肿瘤的发展。

另外，饮食模式和生活方式是日常生活重要的组成部分。现代人经常会因为熬夜、饮食不规律、很少运动及焦虑而处于一种亚健康状态。这种状态会使机体免疫力下降、免疫监视能力下降，让癌细胞偷偷生长，从而促成癌症。我们应该充分知晓促成这些癌细胞存活的原因，列出一份黑名单，并阻断它们，以下就是这份列表的内容。

高热量、高脂肪、高糖食物不仅会增加体重，摄入饱和脂肪酸，还会使1442个基因甲基化沉默，改变28种蛋白质的代谢，产生不良的表观遗传变化，损伤肝细胞，使肝脏无法再生。而肝脏是血液排毒的关键，无法再生可能会导致毒素积累，让身体处于促炎状态，从而增加癌细胞产生的概率。

汽水和软饮料是现代工业的产物，含糖量高于5%的饮料就属于含糖饮料。这包括果汁（即使没有添加糖）、软饮料、加糖奶昔、能量饮料及加糖的茶或咖啡。其成分含有香精、色素、防腐剂等，碳酸饮料还会腐蚀牙齿。人的身体每天糖推荐摄入量上限为50克，最好能低于25克，含糖饮料摄入量不要超过100毫升。糖的摄入量高于50

克，大量的糖就会进入人体，多余的糖分转化成脂肪囤积在身体各处。当脂肪大量积累时，会损害DNA，导致不良的表观遗传变化，同样损伤肝脏。含糖饮料摄入过多会导致端粒长度缩短，从而使细胞无限增殖，形成癌细胞。每天多喝100毫升含糖饮料（约每周两罐），癌症的风险会增加18%。含糖饮料（甜饮料）导致其他慢性疾病的问题在第二章也有叙述。

加工肉制品是经过盐腌、风干、发酵、烟熏、烧烤、油炸的方式，用以提升口感或延长保存时间的任何肉类。大部分加工肉制品含有猪肉或牛肉，但也可能包括其他红肉、禽类以及动物内脏或血液等肉类副产品，如加工香肠、火腿、熏酱、牛肉干、肉罐头、腊肉、烧烤和酱汁等。加工肉类也会产生AGEs，从而使细胞发生氧化应激并损害DNA。而在焦煳的烤肉中会产生杂环胺等致癌化学物质，损伤DNA，促进癌症基因表达，抑制抑癌基因。红肉中还含有左旋肉碱，肠道细菌会将其代谢为一种名为氧化三甲胺的有害化学物质。氧化三甲胺与肥胖症、糖尿病、胃肠癌和心脏病的发生都有关。

致癌物质按其来源可分为天然致癌物和人工合成致癌物。大多数的化学致癌物需在体内（主要是在肝脏）代谢活化后才致癌，称为间接致癌物。少数化学致癌物无须在体内进行代谢转化即可致癌，称为直接致癌物。物理致癌物主要包括紫外线及电离辐射。生物致癌物包括病毒、细菌、真菌、寄生虫等。国际癌症研究机构对常见的致癌物质按其危险程度分为4级。

一级：是指对人体有明确致癌性最危险的物质，有116种之多，常见的有黄曲霉毒素（久泡的木耳、发霉的食物、变质的米饭、长时间使用的筷子都含有）、烟草、二手烟、酒精饮料、亚硝胺（隔夜菜、腌制食品、咸菜、咸鱼等含有）、铝产品、雌激素（避孕药）、甲醛和苯（胶水、油漆）、三氧化二砷、石棉、煤烟、沥青（修路、修缮房顶闻到的气味)、六价铬、苯并芘（高温油炸食品、油烟、烤肉、油墨、汽车尾气中含有)、二噁英（含氯塑料焚烧的气体)、槟榔、幽门螺杆菌（增加胃癌风险)、乙/丙肝感染（肝癌)、人乳头瘤病毒（HPV）感染（宫颈癌)、电离辐射（紫外线、放射线接触)、空气污染（雾霾)、多氯联苯（胶、染料、涂料中含有)、二氧化硅粉尘（切割石材的粉尘，导致肺癌)、烟

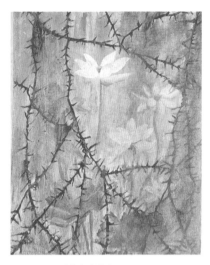

被致癌物包围了？

尘、木粉（锯木的粉尘)、皮革尘埃、氯乙烯（非食品级的塑料)、发动机尾气等。此类最为危险。

二级：又可分为A、B两个类型，其中2A类（81种）是指对人体理论上有致癌性，如65℃以上的饮品、高温油炸食品、高温油烟、红肉（大量吃牛肉、羊肉、猪肉)、昼夜节律打乱（熬夜)、丙烯酰胺（炸马铃薯等烧烤、油炸食品含有)、无机铅化合物、氯霉素等；2B类（299种）是指在动物中发现有致癌性，对人体的致癌性不清楚，如氯仿、敌敌畏、萘卫生球、镍金属、硝基苯、柴油燃料、汽油、孕激素、三聚氰胺等。

三级：指对人体可能有致癌性。如苯胺、苏丹红、咖啡因、二甲苯、糖精及其盐、氧化铁、有机铅化合物、静电磁场、汞及其无机化合物等。

四级：是指对人体可能没有致癌性，且缺乏充足证据支持其具有致癌性的物质，如己内酰胺。

杜绝高温饮食

长辈们总说，饭要趁热吃。但是，一碗翻腾的热粥，一杯滚烫的热茶，一盅刚刚煲好的鲜汤，这些热腾腾的饮品和美食里，隐形的杀手在高温中潜伏，准备随时给我们重重一击。热饭虽好，但切莫贪热。下面一起看看进食温度过高的食物会有哪些危害吧。

引发口腔相关疾病。食物的温度在10～40℃时，最适合进食；50～60℃可以勉强耐受；高于65℃就会造成烫伤，而刚出锅的鸡蛋羹、热包子，或是一杯热水就能轻松达到这个温度。口腔习惯高温的人，对温度的敏感性会迟钝。然而在接触65℃左右的热食、热饮时，口腔黏膜就会因轻度灼伤而脱落，黏膜下的基底细胞会迅速增生，细胞增生的速度如异常、加快或在不良刺激下发生变异，就会产生不良影响。

喜好热食者会越来越不怕烫，口腔黏膜长期受到热的刺激，可导致口腔黏膜发生癌变。如这些人出现肿块、长期口腔溃疡等症状，要及时就医。

中国是食管癌发病率和死亡率最高的国家之一。贪食温度过高的食物，是诱发食管癌的重要原因。高于65℃的热饮，属于2A类致癌物，有致癌风险。相比口腔，食管的温度感受神经并不多，经常会感受不到烫。吃东西时如果被烫到嘴，千万不要吞咽下去，这时应立即吐出来。刚出锅的饺子、刚从火锅里捞出的肉丸、刚出笼的包子、刚沏好的热茶……每一口烫嘴的食物，都会烫坏食管。还有劣质高度白酒的刺激，也是引发食管癌的重要因素。总之，长期持续性的刺激很可能会导致食管黏膜发生病变，引发食管癌。热烫的食物或饮品会对胃造成极大损害，引发胃部相关疾病。

胃黏膜没有口腔黏膜耐热，耐热温度一般在40℃左右，所以常常会出现入口不烫却会把胃"烫伤"的情况。胃部烫伤会导致胃黏膜的损害、出血；同时由于胃部不停地分泌消化液，胃黏膜受损后，更容易受到消化液的腐蚀。胃黏膜长期反复遭受损害，易引起胃溃疡、胃炎、胃痛，甚至引发胃癌。

如何避免体内烫伤？

准备一支食物温度计（测量食物温度的温度计），在进餐前测量一下疑似高温的食物，体会并记住10～40℃食物及50～60℃食物的热度感觉。因为对热的感觉容易产生耐受，所以要定期确认自己的感觉是否准确。

使用散热好的餐具吃热烫的食物。水的比热容（保存热量的能力）最大，温度下降缓慢，汤品由于表面有油层，尤其不宜降温。因此，如果使用大口径的汤盘盛放，散热效果好，可以保证在就餐过程中，温度降至40℃以下。

要学会"吹"。吃饺子、包子、汤圆等内部温度高的食物，可以咬一小口，对着截面吹一吹，不要一口吃下去，否则很容易被烫伤。

饮茶、吃砂锅更要小心。饮茶常常趁热喝，吃砂锅时常常会把口唇黏膜烫坏，第二天脱落一层黏膜细胞。习惯吃这种过热饮食者更要放慢速度，等降至适宜的温度时再去食用。

抗癌食物封神榜

食物是人类每天需要摄入各种营养素的来源，最常见的食物中也存在化学致癌物。食物的致癌成分、加工方式、储存条件、种类甚至搭配方式都有可能造成DNA的损害、DNA甲基化以及端粒酶活性提高，促进癌症的发生。但是，食物中也有很多活性物质，并且这些活性物质可以帮助机体修复DNA损伤、清除癌细胞、抑制癌基因及激活抑癌基因等。

猕猴桃的营养密度很高，热量又非常低，同时具有高钾低钠的比例，协同其他丰富的矿物质如镁、钙等，可以调节血压。猕猴桃含有丰富的维生素C、维生素E、绿原酸、奎尼酸、叶酸、膳食纤维等抗氧化物质。猕猴桃不仅可以中和自由基，还可以提高DNA修复的速度。

胡萝卜是维生素A的主要来源。维生素A可以促进免疫细胞增殖，保护表皮组织，保护呼吸道、消化道、泌尿系统等上皮细胞组织的功能与作用，防止细菌感染；胡萝卜中的类胡萝卜素能促进人体免疫系统B细胞产生抗体，从而提高人体免疫力。类胡萝卜素具有很强的抗氧化性，不仅可以清除自由基，减少DNA损伤，还可以增加自然杀伤细胞的数量，消除体内被感染的细胞和癌细胞。

番茄果实营养丰富，具有特殊风味。可以生食、煮食或加工制成番茄酱、番茄汁或整果罐藏。番茄含有丰富的维生素C和番茄红素。番茄红素是目前自然界中被发现最强的抗氧化剂，具有延缓衰老、保护心脑血管、抗辐射、解酒以及改善过敏性体质等作用。在辐射之前摄入适量的番茄红素，可以减少DNA损伤的发生，但是在辐射之后摄入番茄红素，却无法修复DNA的损伤。番茄红素不仅可以预防辐射造成的DNA损伤，还可以阻断组织细胞在外界诱变剂的作用下发生基因突变的过程，抑制癌症的发生。番茄红素不溶于水，但是溶于油，而且紧密地结合在植物纤维里，所以切碎番茄，加入油脂烹调，可以提高消化系统吸收番茄红素的能力。加工过的番茄制品如番茄汁、番茄汤、番茄酱都具有比较高的生物利用度。

海产品含有丰富的$n-3$多不饱和脂肪酸，可以降低甘油三酯和低密度脂蛋白胆固醇，降低患心脑血管疾病的风险。虽然虾、蟹、沙丁鱼和蛤的胆固醇含量多些，但因为它们的饱和脂肪酸含量较低，并且虾、蟹类海鲜的胆固醇大多集中在头部和卵黄中，食用时只要除去这两部分，就不会摄入过多的胆固醇。多不饱和脂肪酸具有很好的抗氧化性，可以对抗自由基造成的DNA破坏，改善细胞内的DNA修复。海产品种类繁多，有些品种不仅含有多不饱和脂肪酸，还含有虾青素和牛磺酸，这些也是抗氧化剂，可以对抗自由基造成的DNA损伤。

大豆的营养成分非常丰富，其蛋白质属于优质蛋白质，且含量高于谷类和薯类食物2.5～8.0倍，除糖类较低外，其他营养成分，如脂肪、钙、磷、铁、维生素B_1和维生素B_2等人体必需的营养物质，都高于谷类和薯类食物，它是一种理想的优质食物。大豆中还有对人体健康非常有益的多种生物活性物质，如大豆异黄酮、大豆卵磷脂、大豆多肽、大豆膳食纤维等。大豆中的异黄酮可以通过激活视黄酸受体-$\beta2$和细胞周期蛋白D2的抑癌基因，抑制乳腺癌。多吃大豆可以激发DNA的表观遗传变化，有助于消除乳腺癌易感基因突变带来的危险，从而达到预防乳腺癌的作用。大豆异黄酮的类似雌激素作用有益于动脉健康，防止骨质丢失以及围绝经期的潮热，妇女可多摄入一些大豆。

十字花科蔬菜是花形呈十字排列的一些蔬菜。它是一个庞大的家族，如西蓝花、甘蓝、芥菜、菜花、油菜、萝卜、大白菜、小白菜、娃娃菜、雪里蕻等都是十字花科蔬菜。

十字花科蔬菜的抗癌能力优于其他蔬菜，因为它们含有多种抗癌成分，如硫代葡萄糖苷（简称硫苷）、吲哚类、二硫杂环戊二烯硫酮类等活性物质。膳食纤维、类胡萝卜素、维生素E、维生素C及植物固醇含量也不少，这些都是辅助抗癌的成分。

十字花科蔬菜普遍硒含量高，可以转化和利用硒，是膳食补硒的理想载体。不同十字花科蔬菜的硒代氨基酸有所差异，包括硒代半胱氨酸、硒代甲硫氨酸等。西蓝花和甘蓝含硒量比较高。有文献报道，甲状腺功能减退者要少吃十字花科蔬菜，因为十字花科蔬菜含有硫代葡萄糖苷，硫代葡萄糖苷具有抗癌、抗氧化、抗菌和调节机体免疫的潜在益处，但硫代葡萄糖苷会被降解成异硫氰酸盐。该物质会竞争性地抑制钠碘转运体的活性，从而抑制甲状腺素的合成。抛开剂量谈饮食禁忌是不严谨的。异硫氰酸盐在血液中需要达到一个比较高的水平，才能显著地干扰甲状腺素的合成，而要达到这样的浓度，需要数月超量摄入十字花科蔬菜才有可能实现。这样的习惯对于一个普通人几乎是不可能的。因此，即使患有甲状腺功能减退，也不用把十字花科蔬菜当作禁忌的对象。患有甲状腺功能减退的患者可以注意两点：第一，选择硫代葡萄糖苷含量低的品种，如大白菜和娃娃菜，而西蓝花和芥菜含量相对高一些；第二，烹调前，将其用沸水焯几分钟，破坏硫代葡萄糖苷。

十字花科蔬菜首推西蓝花。西蓝花含有丰富的维生素、胡萝卜素和矿物质。西蓝花的维生素C含量是菜花的3倍，洋白菜的2~3倍，番茄的5~6倍；钙含量是菜花的3倍，番茄的8倍，被誉为"蔬菜皇冠"。此外，西蓝花是膳食纤维的良好来源，其抗氧化活性物质多酚类和黄酮类的含量也比其他蔬菜高。

硫代葡萄糖苷在西蓝花花蕾中含量最高，达39.90微摩尔/克；花茎中为18.28微摩尔/克；叶中为11.86微摩尔/克。其含有的异硫氰酸酯类对金黄色葡萄球菌、白葡萄球菌、枯草芽孢杆菌、大肠埃希菌的抑菌作用均较明显。萝卜硫素是芥子油苷酶解产物异硫氰酸盐的衍生物之一，被认为是蔬菜中最强的抗癌物质。食用西蓝花可以预防肺癌、胃癌、乳腺癌、结直肠癌、前列腺癌、子宫内膜癌等多种癌症。每周摄入一次西蓝花可显著预防多种癌症的发生。然而，腹泻、肠梗阻患者则要严格限制十字花科蔬菜的摄入，原因在于这类蔬菜富含膳食纤维，其在肠道中能够吸水膨胀、增加粪便体积、促进肠道蠕动，进而加重腹泻或肠梗阻的症状。西蓝花可以说是蔬菜里出类拔萃的精英，但有了好食材还得有好的烹调方式才能让西蓝花既美味又健康，如何最大限度地保留西蓝花的营养价值？水焯是西蓝花最为健康的烹调方式，1分钟的开水焯烫既不会由于使用油脂烹调导致致癌物的产生，也不会因为长时间水煮导致营养素的损失。配上用麻酱和生抽配制的蘸料，完全可以称得上是一道完美的健康小菜。

姜黄是一种热带植物，其主要生物活性成分是姜黄素、姜黄醇、姜黄酮醇和α-姜黄酮等，具有降血脂、抗肿瘤、抗炎、抗病原微生物、保护心脑血管、终止妊娠及抗氧化的作用，因此孕妇慎用。其中，姜黄素是其主要成分，它可以增加体内抑癌基因的活性，从而对抗白血病和结肠癌。姜黄素还对大脑有益，它不仅可以刺激干细胞成长为成熟的正常神经元，还可以引发表观遗传效应，杀死癌细胞，抑制脑癌的发生。

茶是除水之外全球范围饮用最普遍的饮料之一。中国人饮用绿茶量占全球饮茶量的20%。中国作为茶叶的故乡和主产地之一，饮茶从古至今伴随着广大民众的生活。茶文化对人们的物质和精神生活产生了深刻影响，且茶文化早已走出国门，在西方国家，饮茶变得越来越流行。根据不同国家对茶的品种喜好，茶的分布具有明显的地域性，亚洲国家如中国、日本，以及南非地区主要饮用绿茶；美国、欧洲等西方国家和地区主要饮用红茶；而乌龙茶在中国东南沿海一带比较受欢迎。茶的种类有数百种，根据茶叶的颜色、形状、香气有多种分类方法，而最常见的分类方法是根据不同的发酵程度将茶分为绿茶、红茶、青茶、黑茶、黄茶和白茶。绿茶不属于发酵茶，是我国产量最多的一类茶。常见的绿茶包括西湖龙井、洞庭碧螺春、黄山毛峰等。红茶主要是经过发酵形成的茶。所谓发酵，其实质是茶叶中无色的多酚类物质，在多酚酶的催化作用下氧化成红色的茶色素。常见的红茶有祁红、金骏眉、川红等。青茶也称乌龙茶，属于半发酵茶，是介于不发酵茶（绿茶）与全发酵茶（红茶）之间的一类茶，其外形色泽青褐。黑茶因产区及工艺差别分为云南普洱茶、四川边茶、广西六堡茶。黄茶的名茶代表有蒙顶黄芽、黄山黄芽、君山银针等。白茶属于轻微发酵茶，常见的白茶有白毫银针、白牡丹等。在国外，茶叶分类比较简单，欧洲把茶叶按商品特性分为红茶、乌龙茶、绿茶三大茶类。日本则按茶叶发酵程度不同分为不发酵茶、半发酵茶、全发酵茶和后发酵茶。

茶中富含多酚类物质，主要是茶多酚及其氧化产物、茶叶咖啡碱、茶氨酸、γ-氨基丁酸、茶多糖、膳食纤维、茶皂素、芳香物质等。茶多酚是茶叶中多酚类物质的总称，占其质量的15%～30%，茶多酚具有抗炎抗氧化、抑菌、抗肿瘤等多种生物学功效，其中以儿茶表没食子儿茶素没食子酸酯（EGCG）的生物活性最强。儿茶素、茶黄素、茶氨酸、茶多糖、咖啡碱具有延缓衰老、调节糖脂代谢、减重、调节肠道菌群、调节免疫、抗肿瘤、抗抑郁、抗炎症、抗病毒、抑菌、预防龋齿等方面的作用及机制。目前可以确认的是，饮用茶类或多饮茶可降低乳腺癌、胃癌、2型糖尿病、心脑血管疾病和骨折的发病风险。

根据中医理论与茶的凉热性，夏天宜饮偏凉性的绿茶，冬天则宜饮偏温性的红茶，春天则可饮用疏肝理气的花茶。在一天之内，早上不宜喝浓茶，下午是喝茶的最佳时间，而晚上更适合喝一些发酵过的红茶或普洱熟茶，有一定的助眠功效。饮茶并不是"越多越好"，如果饮茶过量，尤其是过度饮用浓茶会明显影响健康。茶叶中的生物碱、咖啡碱会激活中枢神经，长时间使人体处于兴奋状态，加快心率，增加心、肾负担，影响睡眠质量。儿童、缺铁性贫血人群、消化道溃疡患者以及月经期女姓、孕妇、产妇、哺乳期妇女不宜饮茶。健康成年人宜控制每天饮茶量为4～12克（干茶），每次泡茶用水200～800毫升。泡茶所用茶叶量太多或太少都不合适，冲泡绿茶时，茶与水的比例大致是1∶50。不用沸水泡茶，沸水泡茶时，芳香油大量挥发，造成芳香类物质、维生素等有效成分遭到破坏、鞣酸、茶碱会大量浸出，造成茶叶的营养作用降低、有害物质增多，茶味失去香气。最适宜的泡茶水温为80～90℃。茶杯不宜加盖，盖上杯盖时，会使茶叶长久处于高温恒温环境，同样会使有效成分受到破坏。不要喝热茶、浓茶，饮用热茶可能会增加消化道癌的发病风险，茶的温度不要超过56℃。

最后，引用《茶的真实历史》书中的一段话："尽管茶有益健康，有一定的医疗效果，从根本上讲，它不是草药，而是一天里的生活节奏，是必要的片刻小憩，是一种哲学。随着世界的喧嚣渐渐退去，地球越来越小，茶成了我们对宁静和交流的追寻。以这样的心情喝茶，健康、知足、宁静恒一的生活会一直伴随着你。"

抗癌灵药：植物化学物

每一株植物都是一个化学工厂，在这里生产出的生物活性成分被称为植物化学物，是植物能量代谢过程中产生的多种中间或末端低分子质量的代谢产物，除个别是维生素的前体物（如β-胡萝卜素）外，其余均为非传统营养素成分，也就是说，植物化学物不是人类必需的物质。植物化学物对植物具有多种功能，如保护其不受杂草、昆虫及微生物侵害；调节植物生长发育激素；产生颜色，吸引昆虫和动物前来传粉和传播种子，从而维系植物与生态环境之间的相互作用等。与植物中的蛋白质、脂肪、糖类等初级代谢产物相比，这些次级代谢产物的含量很低。

植物化学物种类繁多，包括多酚、类胡萝卜素、萜类化合物、有机硫化物、植酸及植物固醇、姜黄素、辣椒素、叶绿素及吲哚等。这些物质使蔬菜和水果具有预防癌症发生的作用。日常蔬菜和水果摄入量高的人群较摄入量低的人群癌症发生率要低50%左右。新鲜蔬菜和水果沙拉可明显降低癌症发生的危险，对抑制胃肠道、肺、口腔和喉上皮肿瘤发生的证据最为充分。

抗氧化作用

原儿茶酸和绿原酸等酚酸含有多个酚羟基，可以通过自身氧化释放电子，直接清除各种自由基，保持氧化还原系统与游离自由基之间的平衡。花色苷对自由基的清除能力甚至大于常见的抗氧化剂（包括丁基羟基茴香醚和维生素E）。番茄红素与β-胡萝卜素相比，对单线态氧和氧自由基损伤具有更有效的保护作用。红葡萄酒中的多酚提取物及黄酮醇（如槲皮素）可有效地保护低密度脂蛋白不被氧化。饮茶可明显降低吸烟者的DNA氧化性损伤，这一效应与茶叶中富含的多酚类物质有关。癌症和心脑血管疾病的发病机制与过量氧自由基的生成有关。

人体自身对这些抗氧化应激的保护系统包括抗氧化酶系统如SOD、GSH-Px，体内的抗氧化物（尿酸、谷胱甘肽、α-硫辛酸、辅酶Q等）及具有抗氧化活性的必需营养素（维生素E和维生素C等）。现已发现多种植物化学物，如类胡萝卜素、多酚、黄酮类、植物雌激素、蛋白酶抑制剂和有机硫化物等也具有明显的抗氧化作用。

抑制微生物-抗肿瘤-降胆固醇作用

百合科植物大蒜、洋葱、葱、韭菜等蔬菜中的有机硫化物主要是烯丙基硫化物，其中以大蒜中的含量最为丰富。大蒜中90%以上的活性物质都源于有机硫化物，其主要为蒜氨酸和γ-谷氨酰-S-烯丙基半胱氨酸。当组织破损（如切割或挤压）后，蒜氨酸在蒜氨酸酶的作用下迅速生成大蒜素，有特殊的刺激性气味。γ-谷氨酰-S-烯丙基半胱氨酸在酶的催化下可转化成S-烯丙基巯基半胱氨酸和S-甲基半胱氨酸。

大蒜素对多种革兰阴性细菌和革兰阳性细菌有抑制或杀灭作用。此外，大蒜还具有抗真菌、抗寄生虫和抗病毒等多种作用。大蒜提取液能清除羟自由基、超氧阴离子自由基等活性氧，抑制低密度脂蛋白氧化和脂质过氧化物的形成，并可增强超氧化物歧化酶、谷胱甘肽过氧化物酶及过氧化氢酶的活性，升高谷胱甘肽水平，提高机体的抗氧化能力。大蒜硫化物可显著降低高脂饲料喂养小鼠血清中总胆固醇、甘油三酯、低密度脂蛋白和极低密度脂蛋白的水平，升高高密度脂蛋白水平。

大蒜中的有机硫化物对肿瘤具有较强的抑制作用。富含大蒜的膳食可以降低多种癌症的患病风险。大蒜能抑制胃液中的硝酸盐还原为亚硝酸盐，从而阻断致癌物亚硝胺的合成。大蒜硫化物对胃癌、食管癌、结肠癌、肝癌、肺癌等多种肿瘤均有明显的抑制作用。大蒜有机硫化物的抗肿瘤作用能通过其抗氧化、抗突变、提高机体免疫力、对外源性物质的解毒作用、影响细胞周期、抑制细胞增殖、诱导细胞凋亡、抑制端粒酶活性、诱导细胞分化和抑制肿瘤转移等多方面实现。大蒜还具有保护肝脏、降血糖、降血压等其他生物学作用。

植酸又名肌醇六磷酸，是一种广泛存在于植物体中，含有6分子磷酸的肌醇酯，具有螯合、抗氧化、调节免疫、辅助抗肿瘤等多种生物学作用。植酸主要分布于种子胚层和谷皮中，在谷类和豆类中含量可达1%～6%。植酸具有广谱的抗肿瘤作用，对结肠癌、前列腺癌、胃癌、乳腺癌、黑色素瘤、白血病等多种肿瘤具有抑制作用。植酸还可降低由紫外线诱发的皮肤癌发生风险。植酸可增强小鼠胸腺指数、脾指数、脾细胞抗体生成能力，增加T淋巴细胞、B淋巴细胞和NK细胞的活性，从而增强机体的免疫功能。

蛋白酶抑制剂是一类普遍存在于植物、动物和微生物体内，通过抑制各种蛋白酶的活性和功能而发挥免疫调节、抗炎、抗氧化、抗肿瘤、保护心脑血管、抗病虫害等作用的化合物。蛋白酶抑制剂能抑制蛋白质的水解而限制肿瘤生长；抑制多种肿瘤细胞的蛋白酶，从而阻断其对细胞外基质和基底膜的降解，阻止癌细胞的侵袭和转移。大豆胰蛋白酶抑制剂等能减少化学致癌物诱发的结肠癌、肝癌、口腔上皮癌、肺癌及食管癌等癌症的发生。

黄酮类化合物的抑制肿瘤-保护心脑血管-抑制微生物作用

黄酮类化合物是植物化合物中重要的一员。已有许多研究资料揭示了黄酮类化合物，尤其是茶多酚和大豆异黄酮的抑制肿瘤作用。其机制如下：抗氧化和抗突变作用阻断致癌物的合成及代谢活化；抑制蛋白激酶活性；抑制细胞信号传导通路；抑制肿瘤细胞增殖，诱导肿瘤细胞凋亡；抑制血管生成及提高机体免疫力等。茶多酚对肝癌、肺癌、白血病等具有抑制作用。大豆异黄酮能与雌二醇竞争结合雌激素受体，对雌激素表现出拮抗作用，因而对激素依赖性的乳腺癌有抑制作用。大豆异黄酮还可通过其他机制对前列腺癌、结肠癌、胃癌、肺癌等有抑制作用。

摄入富含黄酮类物质的食物可以减少冠心病、动脉粥样硬化的发生。银杏黄酮、大豆异黄酮和茶多酚等具有降脂作用；槲皮素、芦丁、葛根素、大豆异黄酮和沙棘黄酮等能抑制低密度脂蛋白的氧化，减少ox-LDL的生成；茶多酚、槲皮素、葛根素等能降低血液黏度、抑制血小板聚集、防止血栓形成；促进血管内皮细胞一氧化氮的生成，引起血管舒张；抑制炎症反应。一些黄酮类化合物如芦丁、葛根素、银杏黄酮和许多含有黄酮类化合物的药材（如银杏叶、山楂、葛根、丹参等）等目前已用于心脑血管疾病的治疗。

蜂胶中的多种黄酮类化合物具有抑菌活性。黄芩素对金黄色葡萄球菌、枯草杆菌、大肠埃希菌和铜绿假单胞菌具有抑制作用。黄酮类化合物通过破坏细胞壁及细胞膜的完整性、抑制核酸合成、抑制细菌能量代谢等而发挥抑菌作用。黄酮类化合物是许多抗病毒中药（如金银花、大青叶、黄连、黄芩、鱼腥草、板蓝根、牛蒡子、野菊花、柴胡等）的有效成分，可抑制病毒复制。

花青素的抗氧化-改善代谢-抗肿瘤作用

花青素是植物叶片、花和果实中的重要色素，在植物细胞液不同的pH下使花瓣呈现五彩缤纷的颜色。近年来，越来越多的证据表明，花青素是膳食中广泛分布的活性化学物质，能够抗氧化、抗癌和抗炎，可预防心脏病、癌症和脑卒中。

此外，多吃富含花青素的蔬菜和水果，可有效降低血脂水平，并对成人胰岛素抵抗有改善作用，降低患糖尿病、肥胖的风险。富含花青素的食物有黑枸杞、蓝莓、紫甘蓝、紫薯、葡萄皮、血橙、红球甘蓝、樱桃、红橙、红莓、草莓、桑葚、山楂皮、紫苏、黑（红）米等。花青素的含量越高，食物的颜色越深。

抗癌饮食的中庸之道

弹性素食是一种基于植物的饮食方案，以非淀粉性蔬菜为主，有熟有生，尽可能包括多种颜色，从深绿色到亮黄色、橙色，适当搭配一些鱼类、瘦肉等（肉类更类似于调味品，不作为主菜）。因为有肉类食物，弹性素食要比素食更富营养。弹性素食属于一种健康综合指标比较强的膳食结构。

素食者与肉食者相比，保持素食饮食习惯的人，其体重和体重指数更低，这是因为素食中总脂肪和饱和脂肪酸含量更低，植物化合物、膳食纤维含量更高。素食者、半素食者和肉食者相比，患代谢综合征的风险较低，因此素食也可用于治疗代谢综合征。素食对健康有很多积极的影响，不仅能预防肥胖、心脏和动脉疾病、高血压和癌症，还有助于预防白内障、糖尿病、胆结石和骨质疏松。相比之下，肉类饮食对促进生长发育具有重要作用，特别是对孕妇、婴儿、儿童、少年、老年人及疾病患者，肉类饮食能为他们提供丰富的蛋白质、铁、锌、维生素D和维生素B_{12}。铁和锌最丰富的来源是肉类，天然的维生素B$_{12}$主要存在于动物性食品中（如肉类、奶类、蛋类）。因此，素食者更易发生维生素B$_{12}$、锌和铁的缺乏，甚至发生月经不调、注意力下降、记忆力减退和贫血。

此外，素食也存在一些其他风险。如果豆类和蘑菇类摄入不足，可能会发生蛋白质的缺乏。如果脂肪酸、维生素D不足，可导致肌肉量减少、肌力明显下降。素食者的胆固醇水平如果过低，低于4.5毫摩尔/升则患冠心病的风险增加，血管变脆，易发生脑出血。如果膳食中精白米面含量较多，导致糖类转化为脂肪，易发生肥胖和脂肪肝。因此，并不提倡纯素食。

辅助防癌建议

合理素食

减少红肉摄入量，多食植物来源的食物，适量生食新鲜的植物性食物蔬菜、水果中富含的植物化学物，具有抗癌等多重有益作用，每日应摄入适量的蔬菜和水果。富含纤维素的食物可降低患结肠癌的风险（每天摄入量＞25克）。

多吃抗癌类食物

多食十字花科蔬菜（西蓝花、甘蓝、胡萝卜等）、大蒜、蓝莓、猕猴桃、番茄、大豆以及姜黄等。

避免吃促癌类食物

避免摄入酒精饮料、加工肉类，高热量、高糖、高脂肪食物，高温油炸食物、槟榔、咸鱼、高温食物（如热汤、热粥等）及糖精等。避免接触致癌物质。

每周锻炼

每周锻炼6天，可以增强端粒酶的活性，延长端粒，减缓癌症的发生。人体好比一个公司，血管是运输营养物质的管线；过量的血糖、血脂是堵塞和腐蚀身体的有害垃圾物质；免疫系统功能失调可导致机体无法抵御外来入侵；失去平衡的营养会导致物资质量、数量、非配比例不能满足各部门的要求，导致公司瘫痪；而基因受损会导致某些部门的恶性竞争，物资缺乏，最后损坏整体。而还有一个漏洞是我们很容易遗漏的，它从内部包裹了人体，联合几百个物种帮人体打工，几乎完全自动化工作一生，它负责身体所有部门的花销，一旦不舒适，所有部门都会瘫痪掉。您猜猜这是哪个部门？

第二大脑的盟友

Trust Your Gut.（相信直觉）

初识幽门螺杆菌

1979年，42岁的澳大利亚病理学家罗宾·沃伦在慢性胃炎的标本中看到了一些前所未见的螺旋状细菌，周围还有很多炎症细胞，这让他产生了浓厚的兴趣，直觉告诉他这种细菌可能与慢性胃炎有关。1981年，他邀请当年只有30岁的澳大利亚内科医生巴里·马歇尔合作。在他们收集的100例胃炎患者胃黏膜活检样本中，细菌检出率接近90%。他们分离出这种螺旋状的细菌，试图通过体外培养的方法以证实其与胃炎的关系，但是实验总是因为这种细菌无法成功培养而失败。为了模拟胃内部的环境，他们使用微氧培养方法。一年以后，他们终于培养成功了。培养成功的马歇尔和沃伦欣喜异常，开始到处参加学会并介绍他们的新发现，告诉医学界胃溃疡甚至胃癌可能是这种细菌引起的，根治细菌是治疗胃炎和胃溃疡的有效手段。但那时的医生普遍认为胃病是由压力或是吃辛辣食物引起的。没有人相信有细菌能在胃的酸性环境下生存，更没有人相信胃病会是细菌造成的。马歇尔和沃伦研究发现，应用抗生素治疗后的动物疗效显著，与之前的抑酸药治疗不可同日而语。

1983年，马歇尔带着他们的研究成果来到布鲁塞尔的国

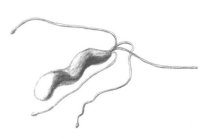

设计精巧的幽门螺杆菌的鞭毛1秒能旋转100次

际微生物学会，然而，这一研究成果却不被认可。1984年，马歇尔又一次参加学会，发表了幽门螺杆菌学说。会议期间，他听到一些医生嘲笑说一个澳大利亚医生荒谬地认为有细菌可以在胃液中存活且可导致胃溃疡。马歇尔一怒之下饮用了一大杯含大量幽门螺杆菌的培养液。几天后，他开始腹痛、呕吐，胃功能变差。经胃镜检查证实了胃炎和大量幽门螺杆菌的存在。他第一次成功证明了幽门螺杆菌能感染人体。不过，机智的马歇尔早就留有一手。他吞下的细菌，来自一位重症胃溃疡病人。而在这之前，这位患者就已经被马歇尔用自创的抗生素疗法治好后痊愈了，马歇尔自然也用相同的方法治疗好了自己的胃炎。

幽门螺杆菌通常由受污染的食物和水引起，我国幽门螺杆菌感染率高达50%。幽门螺杆菌在100℃下至少保持1分钟才能被杀死。所以，平时要做好高温消毒和烹调工作，果蔬类食物需清洗干净后再食用，未煮熟或生的肉类、家禽和贝类等，可能携带细菌，要煮熟后食用，尽量避免生食肉类。注重饮食卫生，饭前饭后都需要洗手。聚餐时，最好采用分餐制或使用公筷。

新鲜的大蒜、洋葱、生姜、西蓝花和卷心菜有杀菌的能力。但没有证据表明这些蔬菜可以抑制体内幽门螺杆菌的繁殖。虽然食物还不能替代药物，但可以多吃一些能提高免疫力的食物。另外，治疗幽门螺杆菌引发的胃病经常会用到抑制胃酸的药物，易引起胃酸不足，导致身体对维生素B_{12}的吸收能力下降，可以多吃一些富含维生素B_{12}的食物。

一旦患上胃溃疡，患者饮食应注意食物的制作要细、碎、软，宜采用煮、蒸、烩、焖为主的烹调方式。不宜用油煎、炸、爆炒、烟熏、盐腌的方式；急性发作期，白天可每隔2小时进食1次，待症状控制后，可逐渐恢复到每日5~7次。每餐避免进食过多或过少。

应避免食用粗纤维食物（如粗粮、芹菜、韭菜、雪里蕻、竹笋、坚果类）、坚硬食物（如腊肉、蚌肉及干货类等）、辛辣食物等。禁食生冷食物如冷饮、冰淇淋等。要供给充足的蛋白质，每天每千克体重不应少于1克，伴有贫血症状的，每天每千克体重不少于1.5克。且应选用易消化的蛋白质食物如牛奶、鸡蛋、豆浆、鸡肉、鱼肉、豆腐等。应选择易消化的脂肪，如牛奶、蛋黄和适量的植物油。供给充足的B族维生素、维生素A和维生素C，这些有促进溃疡愈合的作用。

第二大脑在做什么？

人体拥有一套极复杂的调控机制。它帮助我们适应迅速变化的环境，从调节食物摄入、代谢、体重、免疫系统，甚至到大脑的发育与健康，它主宰着我们的身躯。然而，这套调控机制也能被我们的生活方式所塑造。令人惊讶的是，这个调控机制的一班人马就驻扎我们肠道中。在消化道中有100万亿个微生物，而人体细胞数量为40万亿~60万亿个，这意味着我们的身体只有1/3属于我们！这些微生物"盟友"坐拥200万~2000万个基因，而人类只有2万个基因。从基因角度来说，这又意味着只有不到1%的我们是我们自己！如果把我们比喻成一辆车，难道我们自己不是司机吗？那方向盘又在哪里？

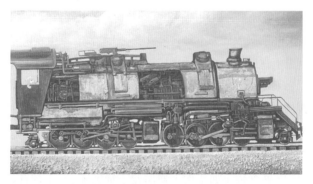

复杂的人体具有各种自动化的调控机制
（画者：张一博）

盟友微生物的基因表达和代谢可以产生信号分子，而正是肠道微生物群与制造的信号分子一起构成了人体一部分的调控系统。研究发现，肠道与肠道微生物群之间的相互作用可以影响人们的基本情绪、疼痛敏感度、食量、对食物的喜好，甚至影响人的决定。原来方向盘就是这些信号分子呀！显然我们这辆车的司机还是我们的大脑，因为它决定了大多数事情。但大脑旁边还有一个副驾驶呢，那就是肠道神经系统，俗称"第二大脑"，具有5000万～1亿个神经细胞，与脊髓的神经细胞数量相当。而且它还含有大量的神经递质5-羟色胺。肠道是人体5-羟色胺（又称血清素）的最大储存库，人体95%的血清素储存于肠。血清素是一种信号分子，它链接了肠道和大脑的信息交换：如协调消化道的收缩使食物通过肠道，调节睡眠、食欲、疼痛敏感、情绪及舒适感。血清素是一种能产生愉悦情绪的信使，从调节情绪、精力、记忆力到塑造人生观都有涉及。我们的"第一大脑"，平时只把一部分权力下放给第二大脑，但他不知道，第二大脑已经为他的"舒适生活"默默做了各种工作，远远比他分配的那点要多，同时，副驾驶第二大脑有时也会偷偷地影响"第一大脑"的喜怒哀乐呢！

大脑袋生气二脑袋遭殃

大多数人对肠道的认识可能只停留在它是"消化器官"的层面。那就以包子为例说明消化吸收过程吧。首先，包子在口中被咀嚼成碎块后顺着食管进入胃内，在胃酸和胃蠕动的作用下，碎肉和面被碾碎成肉泥进入小肠。在这里酶和胆汁又把肉分解成可吸收的脂肪酸、氨基酸等，包子皮和蔬菜分解成葡萄糖，最终进入血液，输送到身体的各部分使用，小肠是食物吸收的主要部位，蔬菜中的膳食纤维则进入大肠，被肠道细菌分解。在这一消化过程中，肠道以波状收缩的方式驱动食物向下运动。在大肠中，收缩运动可以使消化的食物往复运动，促进水分吸收，另一股收缩波则会把残渣推进直肠，引起排便。在不进食的情况下，肠道也会蠕动以清除胃里不能消化的食物残渣。但是，如果开始进食或胃内有食物，这种蠕动就会停止。该过程由肠道神经系统全面指挥，所以说肠道神经系统是人类的"第二大脑"。

虽然两个"大脑"相对独立存在，但"第一大脑"的情绪会影响"第二大脑"的运营。如果在进食的过程中发生了不愉快的事情，如您和某人发生了争执，您的胃就会停止研磨活动，食物停滞在胃中，甚至会发生胃绞痛。当大脑受到刺激的威胁时，如剧烈运动、月经、曝露于高海拔地区、长期的心理压力等，它就会给下丘脑发送信号，下丘脑是大脑很小的一个区域，但却控制着人体重要的生命功能。下丘脑接收到信号之后，会加快促肾上腺皮质激素释放因子的释放，分泌肾上腺素，启动紧急应激模式。同时，信号传递给大脑的另一个区域——杏仁核，就会出现焦虑、恐惧、心悸、手心冒汗、呕吐、腹泻等表现。虽然这类症状随时间延长可以缓解，但是促肾上腺皮质激素释放因子会存在很长一段时间，一旦受到刺激，就立即复发。这些现象都是科学家们一点点发现的，有关这些发现还有两段小故事。

1822年，美国军医威廉·博蒙特救治了一名被枪击中的商人，经过医治，商人被救活了，但是腹部留下了一个不能愈合的洞，这个洞与胃联通。正是因为这个洞，博蒙特医生成为历史上观察到人体消化的第一人。博蒙特医生说服这个病人配合研究，他把食物切成小块，用线穿起来，放到病人的胃中，并在不同时间把食物拉出来观察被消化的程度。由于来回抽放食物，病人变得很焦躁。博蒙特发现，每当病人焦躁、愤怒时，消化就会变慢。情绪使胃的消化活动降低了。1946年，又是一名军医，在随军行医的过程中遇到一名大部分肠管曝露在外的受伤士兵。军医发现，当这名伤兵看到自己的战友也因受伤被送到病房来时，他显得更加痛苦，同时其大、小肠的活动也变得更加活跃。这两个发现都说明，情绪不仅会影响胃的活动，这种影响还能波及整个消化道。

情绪对肠道的影响与大脑的边缘系统有关。边缘系统是大脑的"情感区域"。虽然我们没有受到刺激，但当我们感到愤怒、害怕、被异性吸引、痛苦、饥饿或口渴等紧急情况时，边缘系统的特定情感区就会被激活，自动做出反应，以调整我们的身体使其达到最优状态。这是基因赋予我们的本能，可以在危机时刻节约时间和能量。例如，当有紧急情况发生时，情绪相关的脑环路就会发送信号到胃和肠，加速食物的排空，这也就是为什么在面临重要事件之前我们总想上厕所。此外，当感到事态紧急时，我们的心脑血管系统还会把富含氧的血液重新从肠道分配给肌肉以减缓消化工作。动物实验发现，大脑边缘系统至少有7个情感操作程序，它们分别管理对恐惧、愤怒、悲伤、玩耍、欲望、爱和母亲养育的反应。

人体基因里包含所有的情感操作程序，部分遗传于父母，但也受到生命早期经历的影响。每个操作指令都是由大脑释放的专属信号分子激活的，对身体和肠道都会产生影响，如内啡肽负责镇痛并促进幸福感；多巴胺能触发欲望；催产素是"爱的激素"，激发信任感和吸引力；促肾上腺皮质激素释放因子起到应激总开关的作用。这些情感环路一旦被激活，影响就会持续数小时甚至是数年，当再次遇到相同的情况时，身体会马上做出反应，甚至更剧烈。例如，儿童时期受过感情创伤，在成年后面对压力时可能会产生更夸张的肠道反应。这也解释了面对相同强度压力的两个人，肠道反应可能不同。肠道就像是情绪的一面镜子。大脑的"情绪"区域存储着我们遗传而来和生命早期应激反应的情感操作系统，一旦我们面临压力、愤怒等不良情绪时，该区域就会被激活，分泌信号分子到我们的肠道神经系统，引发一系列的肠道反应，如呕吐、腹泻、消化过程减慢等，并且特别容易反复发作。知道了这些，当肚子再"翻江倒海"的时候，您的心里就有数了吧？先想一想"我是不是最近压力太大了？""我是不是吃饭的时候又生气了？"

肠-脑对话

肠管占据了腹腔的大部分空间，上面折叠分布着成千上万的小型传感器，超过90%的肠管感觉是我们感觉不到的，但肠道神经时时刻刻都在洞悉着肠内的一切变化。这些感觉包括食物数量、大小、稠度、成分、肠道微生物、致病菌及炎症反应。根据这些数据信息，肠道会产生最合适的蠕动强度和方向，控制食物通过胃和肠道的时间，并产生适量的胃酸和胆汁以确保适当的消化过程。但是肠道神经系统不是真正的大脑，没有产生意识的能力，它会将这些信息向上传输到大脑，其中90%通过迷走神经传送。当胃内空无一物时，胃壁上特定的细胞会分泌"饥饿"激素，它通过血流或信号传递给迷走神经，再通过迷走神经传递给大脑，然后大脑才知道已经饿了。而当我们的胃被食物撑起来时，这些细胞又会释放"饱腹"激素，告诉大脑，我们已经饱了，该停止进食了。

舌可以检测甜味、苦味、咸味、酸味和鲜味。进食时，食物的某些特定化学物质可以和相应的味觉受体结合，然后向大脑发送信息，大脑接收信息并构建出特定的味道。与味觉相关的受体不仅存在于口腔中，也分布在整个胃肠道，尽管已知肠道不会给我们提供味觉，这些受体分子位于感觉神经末梢和肠壁中含激素的传感器细胞上，这意味着受体分子也参与肠-脑的对话。当甜味味觉受体感知到葡萄糖或人工甜味剂时，它们就能促进葡萄糖吸收和胰岛素释放，同时它们会促进其他激素的释放，这些激素会向大脑发出信号并产生饱腹感。在肠道中约有25个与苦味味觉相关的受体。刺激苦味味觉受体可导致饥饿激素的释放，然后传递到大脑，用以促进食欲；对于中医学，汤药的治疗可能与激活肠道中苦味受体有关。

肠道微生物也通过迷走神经向大脑传递信号。动物研究发现肠道微生物的改变会影响情绪，如果切断迷走神经，情绪就不再被肠道微生物改变了。迷走神经携带大量的信号，它是内脏中最重要的调节器之一，它不仅将大脑与胃肠道连接，也把其他器官连接在一起。严重的十二指肠溃疡患者，为了减少胃酸刺激，医生会切断他的迷走神经，术后患者不再遭受溃疡病的困扰，但他又会出现食量减少、恶心、呕吐、痉挛、腹痛和腹泻、心悸、出汗、头晕等症状。可见迷走神经在将这些信号传递至大脑的过程中起关键作用，但也影响其他功能，如疼痛、食欲和情绪等。

血清素（即5–羟色胺）是一种神经递质，约95%的血清素在结肠嗜铬细胞合成，通常与ATP等物质一起储存于细胞颗粒内。抗抑郁药如盐酸氟西汀，就是通过提高脑内血清素水平而起作用的。血清素水平较低的人群更容易发生抑郁、冲动、酗酒、自杀及暴力行为。血清素可以增加幸福感，产生愉悦感，而色氨酸是血清素合成的必备原料，当膳食中的色氨酸不足时，会导致大脑中的血清素不足，进而导致睡眠质量变差，甚至会增加高危人群抑郁的可能性。但是血清素在肠道中又发挥着怎样的作用呢？当我们不慎摄入致病病毒、细菌或被这些微生物产生毒素污染的食物时，这些外来物将与分泌血清素细胞上的受体结合，肠细胞会分泌血清素，于是胃肠道便切换到"呕吐、腹泻"模式，因为这样可以尽快排出毒素。倘若在正常条件下分泌时，血清素有助于消化过程的正常进行，就像肠道内分泌细胞中的其他激素一样，释放的血清素激活迷走神经和肠神经系统中的感觉神经末梢，进而形成蠕动反射。肠道是血清素的储存库，位于迷走神经通路附近，直接连通到大脑的情感控制中心，肠道信号可以通过血清素传送到大脑的情绪中心，影响我们的基本情绪。可见，肠与脑的悄悄话无时无刻不在以多种方式发生着。

　　令人遗憾的是，女性大脑合成血清素的速率仅是男性的一半，这点解释了为何女性更易患抑郁症。随着年龄增长，血清素作用通路的工作效率会下降，因为活化血清素的受体减少了。60岁与30岁的人相比，大脑中血清素受体的数目减少，血清素的效力下降，导致患抑郁症的可能性增加。

盟友出场

　　一些青蛙皮肤中含有一种肠肽，当鸟儿吃掉这样的青蛙时，就会产生强烈的肠道反应、反胃，最终吐出青蛙，以后鸟儿就不想再去招惹这种类型的青蛙了。研究者从煮熟的猪大肠中也提取到一种肠肽，并把提纯后的肠肽注射到动物体内，发现有的肠肽可促进动物的胃分泌胃酸（促胃液素），还有的肠肽可以促进胰液分泌（促胰液素），而某些肽类则可以关闭这两种功能（生长抑素）。这些肠肽就称为胃肠激素。从胃到大肠的黏膜内有多种信使细胞，分布在胃肠黏膜细胞之间，可分泌20多种胃肠激素。它们不仅存在于肠细胞中，还存在于肠神经系统中，具有调节肠道的功能。研究者在大脑中也发现了相同的物质，它们可以控制涉及饥饿、愤怒、恐惧、焦虑的各种行为和运动程序。在培养的微生物中，研究者还发现了类似于人胰岛素的分子，而胰岛素最初并不是出现在动物中，而是存在于10亿年前出现的更原始的单细胞生物体中，并不只是类胰岛素样分子、肠肽分子，去甲肾上腺素、内啡肽和血清素及其受体都能在微生物体内找到。这就表明，人类的内分泌系统和大脑使用的信号分子与微生物分享了一部分共同的信号语言。

　　肠道微生物无时无刻不在与胃肠道、免疫系统、肠神经系统和大脑进行对话，当这些对话被干扰时就会导致消化道疾病，包括肠炎、腹泻、肥胖症等，甚至与抑郁症、阿尔茨海默病和孤独症的发病也有关。微生物与大脑的通信涉及不同的传输模式，并通过若干并行的"信号通道"实现，包括炎症信号、神经信号等。收到微生物的信息量多少在很大程度上取决于肠表面黏液层的厚度和完整性。黏液层分为两层：黏液内层致密，细菌不能穿透，从而确保上皮细胞表面没有细菌；相反，黏液外层含有大多数肠道微生物及复杂糖分子即黏蛋白，也是微生物重要的营养来源。当微生物穿透黏液层时，微生物的分子就会激活肠道内的免疫细胞。炎症、压力或大量的脂肪摄入就会损害黏液外层屏障，从而引起肠道的免疫反应，甚至导致整个身体发生炎症。

　　炎症状态下机体免疫细胞就会分泌细胞炎症因子来抵抗微生物的入侵。有时，这些细胞炎症因子可引发肠局部炎症，如肠炎或急性胃肠炎，也可通过迷走神经传递信息到大脑，增加对疲劳和疼痛的敏感性，甚至抑郁。炎症较轻时，能降低迷走神经末梢对饱腹感信号的敏感性，损害饱腹后停止进食的正常机制，导致进食过多。另外，细胞炎症因子也可以进入大脑，激活大脑内的免疫细胞，导致阿尔茨海默病等。肠道微生物可以合成及代谢多种代谢产物，这些代谢产物像激素一样进入机体，通过血清素向大脑传递信息。微生物代谢产物可促进肠嗜铬细胞分泌血清素，也能改变睡眠、疼痛的敏感性及整体健康。由此可见，人类与微生物真是一对相杀相爱的盟友呀！

孩子的第一份礼物

　　母鼠对崽鼠的养育方式有两种：一种为"贴心母鼠"，它们弓着背，方便让崽鼠吮奶，认真负责地照料崽鼠；另一种为"粗心母鼠"，它们随意躺在一边，这让崽鼠们吮奶变得十分困难。受到爱护的崽鼠长大后较懒散、善交际、大胆、更喜欢尝试、对压力的反应更小，当不限制供应酒精或可卡因时，也不易上瘾；而粗心母鼠养育的崽鼠，成年后有孤独倾向、胆小、易焦虑、有抑郁及成瘾行为。研究者在母猴及其幼崽的研究中也发现了类似的结果。这说明早期逆境可影响后天大脑的功能，肠道微生物也会受到影响。受到压力时，肠道功能发生改变，这会影响肠道微生物生活条件的变化，即肠道微生物减少，尤其是乳酸菌这类保护型的微生物，而致病微生物增多，肠道更易受到感染，释放的应激激素更是诱发因素。研究发现，小猴第一次离开母亲会发生焦虑和腹泻，当它适应独立后，其肠道乳酸杆菌才会恢复到正常水平。这些肠道微生物的暂时变化对机体很重要，并会导致大脑应激环路和心理改变。

除了婴幼儿期母亲对孩子的照顾会产生重大影响，还有孕期。母亲孕期的应激水平不仅会影响孩子的生长发育，还会对孩子的行为和大脑产生重大影响。新生儿在出生之前肠道内是没有微生物的，自然顺产的新生儿最初的肠道微生物主要是从母亲产道内获得的，顺产的婴儿得到的更多微生物是母亲产道中的益生菌。这些益生菌也最先在新生儿的肠道内安营扎寨，菌群在这里越早定居，未来这种菌群的生长就越稳定。但当孕期母亲处于应激状态时，阴道内微生物发生改变，特别是乳酸杆菌减少，这也就导致新生儿肠道乳酸杆菌减少。而剖宫产的新生儿，肠道微生物来自母亲的皮肤、助产士、医生、护士和产科病房的环境等，其中致病菌更多，后天益生菌在体内定植则更为困难，也不稳定。因此，有的医生会把从母亲产道中取出的纱布在剖宫产的孩子身上涂抹一番，医生们为了婴儿的健康真是煞费苦心，这算是送给他们人生中第一份珍贵的礼物。

孕期的应激反应和早期经历都会给新生儿的大脑产生损害，并可能造成肠-微生物-脑轴的永久性改变，这些变化可能到晚年才显现出来，如果到那时再想着扭转这些损害，则为时已晚。所以，应该在生命早期就开始规避这些可能的风险，如在孕期坚持健康的饮食习惯，练习减压，减少抗生素的使用，多吃发酵、富含益生菌的食物，以及尽量顺产等。

盟友，请提供您的情绪价值！

给健康的成年大鼠喂食乳酸杆菌或龙根菌，其类焦虑行为就会减少，这是因为这两种细菌可以产生γ-氨基丁酸。将36名女性进行为期4周的益生菌干预，结果发现，与没有食用含益生菌牛奶的女性相比，食用4周混有益生菌奶制品的女性在情感识别试验中脑部一些区域的联系改变了，因为益生菌治疗可以改变肠道微生物产生的代谢物，其中一些益生菌代谢产物能到达大脑，并改变大脑的情感反应。某些肠道微生物还可刺激这些细胞产生血清素，对情绪、疼痛敏感性及健康进行调节。在益生菌干预组，当受试者出现愤怒、悲伤、害怕的表情时，她们情绪大脑网络的响应能力减弱。英国的研究人员对124名健康的受试者应用不同种类的乳酸杆菌进行干预，在试验开始时抑郁症状较严重者经过干预后心情得到明显的改善。研究成果提示，某些益生菌能抑制消极的情绪。

同样，情绪也会影响肠道微生物。不同类型的应激会减少乳酸杆菌的数量，此外，应激状态下释放的去甲肾上腺素可以刺激细菌的生长，可能导致严重的肠道感染、胃肠溃疡，甚至败血症。一般短暂的急性应激可以改善机体面对困境时的表现，加强我们肠道的防御功能。急性应激作用于胃会增加胃酸的分泌，随食物侵入的微生物更易在到达肠道之前被杀死，应激也会发出信号使肠道增加液体分泌物并排出其内容物，包括病原体。所有这些反应都是旨在抵御危险侵袭，缩短感染时间，保护胃肠道。但长期的应激却会增加患胃肠道感染的风险。

肠道微生物可以影响人们的情绪，继而改变人们的行为。孤独症小鼠与正常小鼠相比，表现出肠道中混合微生物不平衡、肠道破损和肠道免疫系统活跃，并发现肠道微生物的代谢物与患孤独症谱系障碍儿童的尿液代谢物相似。有趣的是，当把孤独症小鼠的粪便移植到行为正常的小鼠体内时，正常的小鼠出现行为异常，这说明从异常小鼠体内移植粪便产生的代谢物，能到达健康小鼠的大脑并影响其行为。另外，正面情绪也会影响肠道菌群。快乐时产生内啡肽；与他人亲近时产生催产素；渴望得到一些东西时产生多巴胺。血清素、多巴胺和内啡肽可被释放进入肠道内部，它们都是积极的肠道微生物信号分子，在某种程度上可以改变微生物的行为，可能有利于保护肠道免受感染，增加肠道微生物多样性，改善肠道健康，并保护机体免受肠道感染和其他疾病的威胁。

人体内好像有一台计算机，里面储存着人们对情绪的感觉和回应的方式，当情绪波动时，瞬间可启动感觉和回应机制，这些脑的基本情绪环路主要由遗传因素决定，出生时就有，但在生命早期也可以被修改，这些修改数据在幼年时收集建立，并伴随一生。然而，情绪和肠道反应的完善更多是后天的，需要通过训练和微调肠–微生物–脑系统才能达到。个性化的发育、生活方式和饮食习惯都能微调后天情绪产生的机制。任何改变微生物群代谢活性的方式，包括应激、饮食、抗生素和益生菌，理论上都可以调节后天情绪环路的建立和反应。

Trust Your Gut（相信直觉）

感觉（包括肠道直觉）是进入大脑突显网络的感觉信号。脑中的不同网络还有听觉网络、高级视觉网络、视觉空间网络、默认模式网络、语言网络、初级视觉网络、感觉运动网络等。所谓的突显网络，就像是环境中一些事物，因为重要、显而易见，能吸引和保持某人注意力。例如，在工作时，一只蚊子就会把人们的注意力从工作中吸引开，因为蚊子有叮咬人体的可能。大脑的突显网络会评估所有信号的相关性，无论信号是来源于环境还是来源于机体，相关程度升高到某一水平就会进入我们情感过程和意识。与肠道直觉相关的"高突显"事件，如恶心、呕吐和腹泻，通常伴随着情感不适、疼痛，警告人们正在进行的一些重要事情需要重视和应对。突显事件能否被察觉取决于基因、早期经历、现在情感状态、记忆等。来源于肠道的信号会进入大脑突显网络被加工，虽然大多数信号并没有引起人们的注意，但信息内容已经进入到人们的潜意识里。大脑的岛叶皮质就是突显网络的中枢。岛叶接收外部环境等映像信息，并将这些信息精炼、编辑和上色合成信息"影像"。大脑除使用情感的、认知的和注意力的工具之外，也使用之前经历的记忆数据库来渲染"影像"的品质，随着"影像"的编辑，大脑会发出回应感觉的行为。一旦这个回应到达岛叶皮质的前部，"影像"就具备了有意识的情感感觉的所有特征，如舒适、满意、放松、口渴、饥饿、恶心或简单的感觉不适，这些都是肠道直觉。

当胃完全排空时，释放的饥饿激素会导致急迫的饥饿感。这种感觉就会成为其他负面的肠道直觉的基础。肠道直觉也可以是正面的，如美味大餐后满足和温暖的感觉。饥饿的肠道直觉可能是新生儿第一个负面的原始情绪，它能触发食欲。满足的感觉与进食母乳有关，母乳富含益生元与益生菌，这很可能是最早的舒适感经历。肠道记录了婴儿期"需要"是否被满足的状况。躺在婴儿床上因为饥饿啼哭的婴儿，与那些被快速抱起并喂养的婴儿所感知的世界是不同的。因此，最早的肠道直觉就是告诉人们世界是什么样子的和必须做什么才能生存下去。

额叶是肠道直觉创造、存储和检索的地方，也是将人类和其他物种区别开的大脑构造。然而，人类的大脑还有另一个特点，就是在右前额岛叶及与其相关的结构中有一种特殊的细胞——埃科诺莫神经元（直觉细胞），它对做出快速的直觉判断具有重要的作用。直觉细胞快速的信息交流能促进哺乳动物适应快速改变的生活环境，直觉细胞的异常可能与孤独症系谱障碍的疾病有关，包括这些患者的共情和互动能力缺乏。大脑中直觉细胞的发育可能与生命第一年肠道微生物的成分及其功能的改变，以及它们发送至大脑的信号有关。

当需要肠道直觉时，就像搜索引擎一样，大脑会进入脑中情感产生时的巨大信息库进行搜索。当需要行动时，大脑会制定一个特定的反应使您产生感觉，这些感觉以之前发生事情的情感记忆为基础。这个过程会引导人们远离不适感，并向感觉舒服、开心等相关的反应转移。直觉除了能让人们更快地做出决定，这种机制也使人们从过去的教训中受益，不需要重温过去的教训及造成心理负担。

然而，有时也不能完全相信自己的直觉。人人都有偏见，许多偏见是根深蒂固的。有些偏见存在于个体身上。所以，当您忍不住想做出无意识的反应时，请停下来想一想，无意识的偏见是否正在占据您的大脑。

原始人的食物

南美洲的雅诺马马人是世界上罕见的保持原始生活状态的人群。男人负责野外打猎，女人则是负责种植和制作食物。尽管森林里的野生动物种类繁多，但动物性食品仅占据雅诺马马人食物的一小部分。雅诺马马人生活在物种丰富的雨林中，这也造就了他们肠道微生物的多样性。此外，他们以蔬菜、水果为主食，同时也会食用各种植物的种子等，从不食用盐。在制作食物的过程中，他们也会进行发酵，这进一步为他们提供了丰富的自然微生物。总之，雅诺马马人的膳食富含植物性食物，偶尔才摄入肉食。他们的肠道微生物种类多样。这是一种弹性素食的膳食模式。而现代典型的北美膳食人群相对于这些保持原始生活方式的人群，其肠道已经失去了高达1/3的微生物种类。而素食主义者与原始农耕人群肠道菌群相似，提示富含植物性食物、较少动物性成分（特别是饱和脂肪）的膳食类型对人体肠道菌群的健康有益。

肠道微生物群在不同人群之间的差异取决于出生后的前3年，这种差异会持续整个成人阶段。婴儿最初是一个无菌体，通过母亲的产道获得了自己的第一批微生物，进而通过母乳滋养，建立起自己的肠道微生物群。母乳成分取决于母体摄入的膳食，因此乳母的膳食成分对婴儿长大后的肥胖症和代谢性疾病的发生有很大影响。除营养素之外，母乳还富含益生元，尤其是低聚糖，被称为人乳低聚糖，是人乳中的第三大成分，不能被肠道消化，但可以滋养益生菌，尤其是双歧杆菌。双歧杆菌能将其分解成短链脂肪酸和其他代谢物，这些代谢物创造出的环境有利于益生菌生长，但不利于有害微生物生长，因此母乳低聚糖对婴儿体内微生物的生长发育是不可或缺的，而且在婴儿体内微生物较少的状态下，为抵抗肠道感染提供了暂时的保护。

在生命的最初3年，不仅肠道微生物发育成型——大脑也是如此。虽然大脑的发育贯穿整个青春期，但是出生后的头几年至关重要。哺乳的时间越长，大脑的体积越大，这与认知发育相关。哺乳甚至可以改善婴儿的情绪，接受哺乳时间较长的婴儿对开心表情的反应比哺乳时间短的婴儿反应更为明显。哺乳可能是通过催产素起作用的，各种感官刺激会引起大脑中催产素的释放，如轻轻触碰、哺乳婴儿或某种营养素引起的肠道直觉。催产素具有增强人类之间关系的作用，在哺乳期间释放催产素会增强妈妈和孩子的亲密感。

短期的膳食变化也会引起肠道微生物群的改变。与植物性膳食相比，动物性高脂膳食对体内基本微生物的组成有较大影响，对于进食动物性膳食者，会产生更多的胆汁酸。胆汁酸会促进脂肪吸收，且培养出耐胆汁酸的微生物，同时代谢植物复合性糖类的微生物会减少。除微生物组成的这些变化外，微生物代谢活动也会发生变化。与植物性膳食相比，动物性膳食会导致氨基酸的发酵产物增加，而糖类的发酵代谢物减少，尤其是短链脂肪酸会减少。肠道微生物群能迅速改变其组成菌群和功能，这也解释了为什么人们可以适应迅速变化的饮食疗法和流行饮食。但是研究发现在西方人群中，杂食者和素食者的肠道微生物群仅有细微差别，但两组中的肠道微生物代谢物却存在较大差异。膳食变化改变了研究对象体内微生物代谢产物的变化，但无显著改变产生这些代谢物的微生物组成。

尽管我们的肠道微生物群有一定的适应性，但即使我们吃了很多植物性食物，也不能有效地将复杂的植物性糖类发酵成短链脂肪酸。这可能是肠道内代谢某些食物成分的微生物缺失的原因，如可以分解抗性淀粉的布氏瘤胃球菌属。在肠道微生物群中，如果像布氏瘤胃球菌属这样的关键物种减少或缺失，则其他所有微生物的功能都会受到影响。

支持盟友

减少过量的动物脂肪的摄入

摄入过量的脂肪，尤其是饱和脂肪酸，是腰围变粗的一个重要因素。另外，加工肉类食品，尤其是高脂肪的加工肉类会增加患恶性肿瘤（如乳腺癌、前列腺癌和结肠癌）的风险，也会损伤大脑。饮食中大量脂肪的摄入可以改变肠道微生物群，进而使神经系统发生结构性和功能性改变。

最大程度地提高肠道微生物的多样性

如果想最大程度地提高肠道微生物群的多样性、恢复力和降低患脑慢性疾病的风险，要进食适量鱼类和家禽等含脂肪量低的肉类，食物中还要富含不同种类的植物纤维，多吃含益生菌、益生元的发酵食物。"益生元"的概念是由不消化的糖类派生出来的，是指不被人体消化系统消化和吸收，能够选择性地促进宿主肠道内原有的一种或几种有益细菌（益生菌）生长繁殖的物质，通过有益细菌的繁殖增多，抑制有害细菌生长，从而达到调整肠道菌群，促进机体健康的目的。

喝奶尽量喝发酵乳

发酵乳指以生乳或乳粉为原料，经杀菌、发酵后制成的pH降低的奶制品。发酵乳经过乳酸菌发酵后，乳糖变为乳酸，蛋白质凝固，游离氨基酸和肽增加，脂肪不同程度的水解，形成独特风味，营养价值更高，如蛋白质的生物价提高，叶酸含量增加1倍。酸奶更容易被消化吸收，还可刺激胃酸分泌。发酵乳中的益生菌可抑制肠道腐败菌的生长繁殖，防止腐败胺类产生，对维护人体健康有重要作用，尤其更适合乳糖不耐受者饮用。

人类食用天然发酵且未经高温消毒的食物历史悠久，如泡菜、酸菜、味噌、纳豆、腐乳等。建议食用来源不同、低脂肪、低糖和不含乳化剂、人工色素及人工甜味剂的产品。作为成年人，食用的益生菌虽然很难永久地成为肠道微生物群的一部分，但经常摄入益生菌可以帮助机体在糟糕的状态下依旧保持肠道微生物群的多样性，还可以改善肠道微生物群的代谢产物。

适当减少食物摄入

采用小份进食的方式会限制能量摄入，此外，要养成看食物标签的习惯，学会计算摄入的能量，吃了什么、能量摄入多少要做到心中有数。周期性禁食是指周期性地在一定时间内保持零热量或极低热量摄入，不是连续多天不进食，这与节食减重和辟谷有着本质区别。研究表明，长期周期性禁食可能对肠道微生物组成、大脑功能和健康有积极影响。肠道中一天或多天的无脂肪摄入可使迷走神经末梢恢复或降低对食欲激素（如胆囊收缩素或瘦素）的敏感性，也可使下丘脑的敏感性恢复正常。

不在压力、发怒或者悲伤时进食

上文已经阐述了不良情绪对肠、脑互动产生的有害影响，所以，不管在进食前多么认真地精选食材、费心搭配营养，只要在就餐时产生了压力、愤怒、悲伤、焦虑的情绪，之前所有的努力都会付诸东流。因此，在进餐之前，要调整情绪，若调整失败，应果断地放弃进食，等情绪放松、愉快之后再进食。

与要好的朋友或家人一起进食

正如消极情绪会对肠-微生物-脑轴有影响，快乐、开心及亲密感都是有益的。如果在进食时处于兴奋状态，大脑将会发送信号到肠道，它会使您感觉饭菜更加美味，也使您的菌群非常愉悦。

正确地上厕所

"不要坐在马桶上看书。"哦，对。"也不要坐在马桶上看手机。"看东西会让您分心，在马桶上坐更长的时间。长时间坐马桶上会造成肛管静脉膨胀，这种膨胀很容易诱发痔疮。一般排便1天3次至3天1次都是正常的，膳食纤维有助于排便，一般推荐成年人每天摄取25克膳食纤维，可以尝试多吃芹菜、韭菜、茼蒿等含纤维素高的食物。如果您已超过50岁，或大便的形状发生了改变，建议您到医院做结肠镜检查。

注意产前的营养与压力

早期营养和压力会对孩子未来的肠道健康、大脑和行为发育产生重大影响。育龄期妇女的饮食会影响孩子肠道微生物的建立；母亲肠道微生物群的代谢产物会影响胎儿的大脑发育，由膳食引起的肠-微生物-脑轴的炎症也可能会损害胎儿的大脑发育。另外，妊娠期压力或在幼儿发育过程中母体压力会对孩子的大脑和肠道发育产生消极影响，常会诱发孩童行为方面的问题。

不乱用抗生素

病毒感染绝不是最严重的疾病，细菌同样拥有超强实力。最直接的例子就是黑死病和霍乱。虽然人类制造出一些抗生素，但1945年英国医学家弗莱明在诺贝尔奖的获奖致辞中就警告说，如果滥用抗生素，微生物很容易演化出抗药性。科技在创造奇迹的同时，也带来了它无法解决的难题。现在弗莱明的预言早已实现，仅仅是耐药的金黄色葡萄球菌就造成了全球每年70万人死亡。另外，有很多益生菌却比致病菌更脆弱，一经消灭就无法还原。发达国家一般人成年之前要经历5～20次抗生素治疗。这些影响可能会有累积作用，就是每一代人的益生菌都少于前一代人，而耐药菌却一代多于一代。还有应用抗生素饲养动物以预防疾病，而我们在进食肉类时，这些动物体内的抗生素也随之进入我们体内。因此，应尽量避免使用抗生素。

在一些肠道功能紊乱的情况下，混合的肠道微生物健康稳定状态会失衡（这种状态称为生态失调）。生态失调最严重和最具特点的状态之一就是在少数使用抗生素治疗的住院患者中发生严重腹泻和肠道炎症。当应用广谱抗生素治疗大大减少正常肠道微生物群的多样性和数量时，由于病原体梭状芽孢杆菌的入侵，患者随之会发生梭状芽孢杆菌肠炎。唯一恢复肠道微生物多样性可行的办法是将完整来自健康捐赠者的粪便微生物群转移进入肠道受损患者的体内。这种治疗称为粪便微生物移植，它可以重建患者自身微生物的组成。

　　肠道菌群的研究成果让我们第一次承认这些"非人类"也是"完整人类"不可分割的一部分，其实皮肤的菌群也一样属于我们的这部分，这个在第十章我们会提到。从此，营养不再是一个只关乎营养素与食物种类、数量对人体健康影响的领域，它一定是更具包容性的领域，交叉多种学科和技术。其干预方式也将更加综合、有效，更注重实际生活习惯。饮食习惯、禁食、饮食节律、烹调方式、睡眠、运动都与健康有关，抛弃这些生活习惯对人体的影响，必定会忽略很多细小的不良影响。因此，最后一个底层病因漏洞就是不良的生活习惯。

Part
SEVEN
第七章

摆脱不良生活习惯

平平静静地吃粗茶淡饭，胜于提心吊胆地吃大酒大肉。

——伊索［古希腊作家］

阿尔茨海默病

　　65～74岁的人群，患阿尔茨海默病的比例还不到5%，但在85岁以上的人群中，患病率达到50%。认知能力的退化与年龄直接相关，属于人类衰老的自然现象。但认知的严重退化就属于阿尔茨海默病。随着年龄增长，人类脑细胞越来越少，导致大脑萎缩，一些年老患者的脑细胞数量甚至不到年轻人的一半。脑细胞数量的减少与肝脏、肾脏的衰老是相似的。衰老的大脑学习速度没有年轻人那么快，也不再愿意去冒险，更加守旧，严重的还会有记忆与认知的衰退，如丢东西、迷路、易躁易怒、行为失当。后期会出现吞咽困难、体重减轻。在疾病晚期，患者并非由于大脑衰竭和昏迷而死亡，而更可能会死于吞咽困难、无法有效咳嗽导致的肺炎、尿路感染和摔伤。无论他们被照顾得多精心，这些并发症也是猝不及防的。

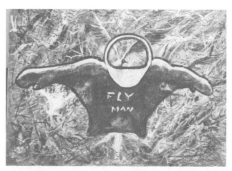

有时大脑一片空白，感觉自己放飞后完全不在线

阿尔茨海默病俗称"老年痴呆"，位居全球死亡原因第7位，但它其实只是痴呆的一种，占所有痴呆类型的63%～70%，是最常见的痴呆类型。我国现有痴呆患者约1507万人，其中阿尔茨海默病患者占65.2%，痴呆症患者占比超过全球患者的1/4，是全球痴呆症患者最多的国家。阿尔茨海默病是一种中枢神经系统退行性病变，发生于老年和老年前期，表现为进行性认知功能障碍和行为损害。阿尔茨海默病由德国医生阿尔茨海默发现并命名。1901年，他在法兰克福精神病院发现一名有奇怪的行为症状、同时缺失短时记忆的患者。因为病因未知，这个病例在之后的数年中一直困扰着他。1906年，在这名患者死后，阿尔茨海默医生对其大脑展开研究，发现患者脑部有斑块，很多神经元被纤维缠结在一起。它们阻断了神经之间彼此沟通和传递信息的功能，它们就是臭名昭著的β-淀粉样蛋白，以及另一种异常蛋白质——Tau蛋白。它们缠绕在神经细胞上，导致患者的思维慢慢退化。在全球十大常见致死疾病中，阿尔茨海默病是唯一缺乏有效治疗方案的疾病。更可怕的是，它会慢慢蚕食患者的记忆，会用几年甚至几十年的时间夺取患者的尊严，让其家人精疲力竭。《困在时间里的父亲》《流放的老国王》《记我的母亲》《铁娘子》《依然爱丽丝》《脑海中的橡皮擦》……这些电影都真实地反映了人们对阿尔茨海默病的无奈和恐惧。父母将每个孩子带进这个世界，关注他们的健康是每个子女的责任，为了早期发现父母的异常，子女们就要加倍细心，观察他们是否存在认知的衰退。早一些发现并采取措施，就可以更早地预防和减缓症状的进展。当然，我们也要多关注自身情况，预防自己认知的衰退，首先需要了解什么是认知衰退。

主观认知功能障碍

患者本人意识到的认知能力下降，但在标准的神经心理检查测试中，仍属于认知正常范围。高智商的患者可能更容易意识到自己的记忆力有所下降，但检查结果提示其记忆力仍在正常的范围内；但这个"正常"和当事人过去的记忆力相比，已经有所下降。这个阶段可能要持续十几年才能转化成轻度认知衰退。

轻度认知功能障碍

通常发生在主观认知功能障碍之后，经心理检查测试显示：有记忆、组织、言语、计算、计划或其他认知能力等的退化，但患者仍能保持正常的生活和行动能力，如说话、穿衣、吃喝、沐浴、上卫生间等。约有20%的65岁以上老人会出现轻度认知功能障碍。轻度认知衰退不一定发展成阿尔茨海默病，但许多已存在明显记忆力障碍的病例更易发展为阿尔茨海默病。

轻度认知衰退如果继续加重，就可能会发展为阿尔茨海默病。根据认知能力和身体功能的恶化程度，阿尔茨海默病可以分成3个时期。

第一阶段（1~3年）是轻度痴呆期。患者表现为记忆力减退，对近事遗忘突出；判断能力下降，不能处理复杂的问题；进行工作或家务劳动时漫不经心，社交出现障碍；尽管其可以做一些熟悉的工作，但会对新事物表现出迷茫和不解；复杂结构的视空间能力差；情感淡漠，易怒且多疑。

第二阶段（2~10年）是中度痴呆期。患者的远近记忆都严重受损；简单结构的视空间能力下降；不能独立穿衣，

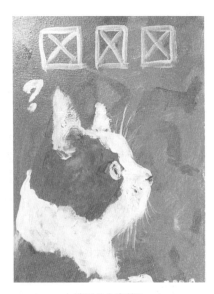

我叫什么来着？

在个人卫生和保持个人仪表方面需要他人帮助；不能进行计算；偶有失语、失用和失认情况；情感急躁不安，常不停走动，可见尿失禁。

第三阶段（8~12年）为重度痴呆期。患者的日常生活不能自理，大小便失禁，已经完全依赖看护者；记忆力严重丧失，仅存片段的记忆；肢体僵硬，身体检查可见锥体束征阳性，强握反射、摸索反射和吸吮反射等原始反射依旧存在；最终昏迷，一般死于感染等并发症。

阿尔茨海默病是怎么盯上小明的？

阿尔茨海默病与不良的生活习惯密切相关。促成阿尔茨海默病并非一日之功。假设我们有一个朋友叫小明，其生活习惯就存在很多让阿尔茨海默病攻击的漏洞。小明是一位年轻人，精力旺盛，毕业后事业心强、积极向上，经常加班、熬夜，爱吃甜食、零食，爱喝饮料。其身高170厘米，体重70千克（BMI=24.2），腰围90厘米，体脂率30%，这样的身材虽然看起来不胖，但已属于超重和向心型肥胖（隐性肥胖）。他经常没到吃饭时间就有很强的饥饿感，其血糖虽然正常，但胰岛素水平较高，胰岛增加分泌胰岛素来弥补机体对胰岛素反应能力的降低，不良的饮食习惯也导致慢性炎症的发生。炎症、胰岛素都不是常规的体检指标，所以他一直对自己的身体状态一无所知。他的睡眠只有几小时，每天都要紧张地处理工作单位的一些材料，他评价自己的工作状态就是"紧张"加"压力"。这让他经常处于应激状态，血压逐渐升高。睡得晚，自然起得晚，早餐经常没时间吃，或者只吃一个面包、喝一袋调味奶。上午有时会点一杯奶茶。大量的糖都准备住在他的脂肪细胞和肝脏细胞里，还有一些武装成了AGEs，时时刻刻攻击细胞的遗传物质。

中午他最经常吃的就是一大碗油乎乎的麻辣面、牛肉面，或者是饭店的炒菜，外加一听可乐。晚上有时和朋友吃一顿烧烤或者火锅，外加几瓶啤酒。回到家，累了就往床上一躺看看电影或视频，要是饿了就吃点零食，煮一袋方便面，或者吃一大块西瓜、芒果，抑或吃一盒水果捞。然后在午夜匆匆洗漱一下就迷迷糊糊地睡去了。如果赶上晚上出去聚餐喝酒，他身体的血管里就会充满了酒精、葡萄糖和脂肪滴，胰腺在拼了命地工作，胰岛素催促肝脏和肠全力储存脂肪，脂肪细胞的个数和单脂肪细胞的体积变得越来越大，细胞们几乎要被压扁撑爆了。

就这样小明已经在工作岗位"卷"了10年，年过30就没怎么进行有规律的运动，现在更是以车代步，还动不动发作几次路怒。爱吃的油炸食品和烧烤一周至少一次，伤害了肠道菌群，更多的脂多糖会从肠道进入体内引发慢性炎症。饮食不平衡导致锌、镁、维生素D、维生素B$_{12}$、叶酸、n-3脂肪酸缺乏。不良生活方式，日积月累地危害着小明的大脑。假如小明体内有阿尔茨海默病的高风险基因（$ApoE4$），其患阿尔茨海默病的风险会增加几十倍。现在小明50岁，但看起来就像是一个常常丢三落四又不太和气的固执老人了。这种状态属于轻度认知障碍，再严重就会发展为阿尔兹海默病了。

小明的生活方式您是否似曾相识呢？如果时间倒流，小明应该如何补救呢？

预防阿尔茨海默病

消除炎症和过敏

慢性炎症的原因及诱因，如高糖、高脂饮食、血液AGEs升高、摄入反式脂肪酸、肥胖、肠道微生物的紊乱等在第一章已经阐述。外来致病微生物（如病毒、真菌、细菌和寄生虫等）会造成严重的感染，而大脑也会受到微生物的入侵。在死亡的阿尔茨海默病患者大脑中可以找到许多病原体，如单纯疱疹病毒、真菌、细菌等。在病原体入侵的情况下，大脑会产生β-淀粉样蛋白来抵抗病原体的攻击，若β-淀粉样蛋白产生过量，则会损伤起保护作用的神经突触和脑细胞。更严重的是ApoE4基因型的人脑会产生更多的β-淀粉样蛋白来抵御炎症。ApoE4基因也与心脑血管疾病、炎症等其他疾病有关。因此，应该改善机体免疫系统提高清除病原体的能力，注意卫生，减少感染的概率，减少因长期对抗而产生的炎症状态是预防阿尔兹海默病的一个手段。如果发生肠漏，食物中的残渣、细菌和脂多糖会少量入血液，免疫系统应激，炎症状态升级，还会危害大脑。

对于麸质（某些麦类中的蛋白质）过敏者要尤其注意。麸质，其实是指谷蛋白。谷蛋白是一种混合蛋白质，常存在于谷物中，小麦中含量较多。谷蛋白一般从小麦里提取出来，制造一种称为"谷朊粉"的食品添加剂（可制作面筋和辣条）。其氨基酸构成并不如奶类、肉类好，因此不属于优质蛋白质。谷朊粉可以作为优良的面团改良剂，将其用于高筋粉、面包专用粉的生产，提高许多食品的品质，包括面包的口感、咀嚼性，并延长保质期，还可以作为肉类制品中的保水剂。假如患有乳糜泻，则应确定谷朊粉是否会导致免疫系统的过度反应，即产生肠内膜抗体，这些抗体在体内会产生慢性症状（如腹痛、腹泻、体重减轻、疲劳等），严重情况下产生神经症状。

如果对谷蛋白过敏，当接触谷蛋白时，免疫系统会产生过敏反应，导致荨麻疹、鼻塞、腹部绞痛和口咽部肿胀，造成吞咽或呼吸困难，严重时可能会导致死亡。慢性反应包括腹痛、腹泻、体重减轻、疲劳。

无麸质饮食通常有助于缓解上述症状。但是，如果没有上述症状，是否应担心食品中的谷朊粉对大脑产生什么影响呢？尽管最近经常有学者声称谷蛋白对每个人都有害，但目前还没有可信度高的证据支持这种观点。主要的麸质食品有小麦、黑麦、大麦、谷粉、淀粉、小麦胚芽、粗面粉等，含有麸质成分的食物有炸薯条、麦片、啤酒、燕麦、糖浆等。可以通过身体对它们的反应来判断是否应摄入这些食物。总之，日常生活中应尽量避免导致炎症和慢性过敏的因素。

改善胰岛素抵抗

当小明摄入精制的糖类或者淀粉时，他的胰岛就开始了疯狂的工作、加班，制造出胰岛素指挥身体处理这么多的额外工作。日复一日地大量摄入能量，摄入精制的糖类和甜饮料，小明的身体已经被胰岛素的指挥厌烦了、麻木了（胰岛素抵抗），为了维持恒定的血糖，胰岛素制造量不得不一再加码。这时虽然血糖还没有升高，但是胰岛素却很高，这就是胰岛素血症。然而，这与阿尔兹海默病有着密切联系。胰岛素分子完成它的生理功能之后，就会被身体的溶解酶分解，以防止血糖降得太低，即胰岛素降解酶。而胰岛素降解酶的另一个功能就是降解β-淀粉样蛋白！那么我们一下就明白了，胰岛素降解酶有那么多胰岛素要去降解，它怎么会有时间去降解β-淀粉样蛋白呢？！所以胰岛素抵抗、糖尿病的患者患阿尔兹海默病的风险当然就大大增加了。

大脑具有血脑屏障，脂类由于分子质量大不能随意通过，所以大脑主要利用葡萄糖进行工作。胰岛素抵抗不足以维持正常血糖时，血糖升高就会干扰很多蛋白质的功能，发生食物成瘾及产生AGEs，AGEs被免疫系统识别而诱发炎症，诱发自由基形成，攻击细胞膜和DNA，损伤血管，破坏大脑屏障等。另外，结合炎症和胰岛素抵抗两方面的因素，保持理想体重、戒掉暴饮暴食、降低过量的能量和精制糖类摄入对二者都大有益处。

改善维生素B_6、维生素B_{12}、叶酸、维生素D、n-3脂肪酸和n-6脂肪酸不足

血液高同型半胱氨酸是阿尔茨海默病的促进因素，也是发生炎症

的标志物，缺乏维生素B_6、维生素B_{12}和叶酸可使同型半胱氨酸的循环变缓，同型半胱氨酸堆积，海马（大脑的短期记忆中枢）萎缩得更快，增加患阿尔茨海默病的风险，而同型半胱氨酸升高也是心脑血管疾病的危险因素。因此，一种好的预防手段可以达到预防多种疾病的效果。

同理，维生素D可以进入细胞核激活900多个基因，影响骨代谢，抑制肿瘤形成，减少炎症。维生素D不足与认知衰退有关。人的大脑有30%由n-6脂肪酸和n-3脂肪酸组成。两种脂肪酸的理想比例是（1~4）∶1，但目前人们摄入的n-6脂肪酸能达到n-3脂肪酸的10倍之多。蛋黄、核桃、葵花子、大豆、植物油富含n-6脂肪酸。n-3脂肪酸对阿尔茨海默病有保护作用。DHA是大脑中膜磷脂的关键结构成分，负责神经元膜的完整性、流动性和功能。DHA可以减少30%的淀粉样蛋白分泌，改善认知功能。EPA可刺激大鼠中枢神经系统内髓鞘相关蛋白质的表达。EPA是抗炎细胞因子的前体，是前列腺素、血栓素和白三烯的抑制剂。深海鱼油、牡蛎、鲑鱼、亚麻籽等可以补充n-3脂肪酸、EPA及DHA。

降低体内有毒物质

铜、铝、铅、汞、真菌毒素等物质侵入，机体就会分泌β-淀粉样蛋白去阻止其对神经元和神经突触的损伤，这也是阿尔兹海默病发生的重要因素。阿尔茨海默病和衰老患者的血中锌含量明显偏低，低水平的锌又使他们对汞和真菌毒素更加敏感，减弱胰岛素的敏感性，增加自身抗体的分泌；而补充锌又可以改善人的认知功能。

铜和锌的吸收部位均在小肠，二者在肠黏膜或金属硫蛋白中可互相竞争结合部位，从而互相抑制吸收。铜和锌都是生命必需的金属离子，二价的铜离子会在机体中制造出自由基，损伤大脑和其他组织。而锌离子更加稳定，锌缺乏伴随着铜含量增加会加速氧化损伤和衰老。铅是公认的智力杀手，脑容易受到铅的影响，常出现头痛、烦躁不安、记忆力衰退等症状。在未知起因造成的智力障碍病例中，铅中毒约占10%，其造成的损害是永久性的。人们可能通过吸入由燃烧含铅材料产生的铅颗粒，曝露于铅的环境中，如在冶炼、回收、剥离含铅油漆，摄入受到铅污染的尘埃、水及用铅釉制作或铅焊接容器存放的食物。铅进入体内后，分布于大脑、肾脏、肝脏和骨骼等器官。储存在牙齿和骨骼中的铅随着时间推移不断积累。铅对胎儿、婴儿、儿童的智力、神经发育危害更强，营养低下的儿童更易受到铅的影响，因为当缺乏钙或铁等其他营养素时，身体会吸收更多的铅。铝是地壳中储量第三的元素，也是一种氧化剂，铝摄入或吸入过多也是引起智力衰退和早老性阿尔茨海默病的重要诱因。一些化妆品、药品、食品或物品会增加铝的摄入，如劣质口红、抗酸剂、铝箔、铝质饭盒等器皿，以及铝污染的水和粉尘都能使铝元素进入体内。锌严重缺乏也会增加铝吸收的速度。

汞的来源可能是污染的水、大型鱼类（如金枪鱼、马林鱼等）、某些落后的补牙材料，其可促进β-淀粉样蛋白和Tau蛋白的产生。硒

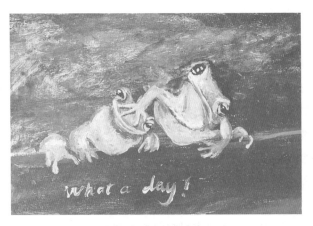

我们互相竞争被您吸收！

是汞的特效拮抗剂。如果锌、铁、钙的摄入量减少，也会增加其危害性。砷、镉也会影响大脑的功能。维生素C能有效降低体内铅、砷和镉的含量。总之，为了对抗重金属的毒害，锌、硒、钙、维生素C是我们有力的保护屏障。尽量避开车多和有烟雾的环境；不要曝露于香烟、燃烧的烟雾及雾霾中；去掉蔬菜外层的叶子，用加醋的水洗涤；不要用铜、铝、铅质的厨具；尽量不用抗酸剂。

降低人体毒素的水平是一个釜底抽薪的预防策略。多吃十字花科蔬菜（如菜花、西蓝花、白菜、甘蓝、萝卜、芥菜疙瘩）、生姜、柠檬、橄榄油等，植物黄酮及维生素C具有解毒作用，促进重金属的排出；多饮高质量水排尿和运动出汗可以增加重金属的排泄；大蒜、洋葱和鸡蛋中的含硫氨基酸（即甲硫氨酸和半胱氨酸），可以对抗汞、镉、铅的毒性；苹果、胡萝卜、柑橘等水果中的果胶，可以螯合并清除重金属元素；多吃富含矿物质尤其是富硒的食品，如鱼子酱、海参、牡蛎、猪肾、芝麻等。这些都有利于改善认知功能和预防阿尔茨海默病。另外，最好不要摄入酒精，把咖啡、茶、巧克力、可乐、运动型饮料的摄入量降到最低，因为它们含有的乙醇和咖啡因会影响认知。

弹性素食，适量吃肉

素食对机体不利，大量肉食、暴饮暴食则可导致胃肠道疾病。弹性素食是一种基于植物的饮食方案，非淀粉性蔬菜偏多，有熟有生，尽可能包括多种颜色，从深绿色到亮黄色、橙色，适当搭配一些鱼类、瘦肉等，肉不作为主菜。每天每千克体重摄入1克蛋白质，70千克体重就是吃70克蛋白质，如果是肉鱼，含有24%蛋白质，就需要吃大约290克，分散到三餐里，那么每餐也就是100克的肉类。

禁食12～16小时

禁食可以诱导产生轻度酮症，提高胰岛素敏感性。晚餐和早餐间隔12小时。如果是下午5点吃饭，第二天就是7～9点以后吃饭，而且要在清醒之后进食，晚餐结束后3小时后才上床睡觉。避免两餐之间的零食。小明经常吃宵夜、昼夜颠倒、熬夜、吃饭时间不规律，都是不良的生活方式。禁食12小时是关于饮食时间的新话题，涉及的是时序营养问题，在下面还会为您深入介绍。

吃饭"带节奏"

食物摄入时间，如限时饮食、昼夜颠倒饮食、全天用餐频次等，也会影响生理节律而调节代谢过程。"一日三餐中如何安排饮食，改善心脑血管代谢性疾病"也是有学问的。哈尔滨医科大学公共卫生学院营养与食品卫生学团队开展了相关的一系列研究。研究发现，除了食物的数量和质量，食物摄入的时间分布对生物体的健康也至关重要。即24小时节律期内，食物摄入时间会影响机体代谢和疾病的发生，食物摄入时间需要与机体消化吸收代谢的生物节律协调一致，否则就会导致代谢紊乱，引起疾病。这就是"时序营养"，研究的目的在于了解进餐时间如何影响健康，为处于不同时间段的每一餐提供不同的饮食建议。广义上，"时序营养"包括餐食频次、各餐食物摄入量、进食-禁食周期等。作为一个新兴的营养研究领域，"时序营养"的研究可以从新的维度阐明食物对健康的促进作用。

经过日间的工作，晚餐成为家庭用餐、朋友聚餐的主要时间，因此人们十分重视晚餐文化，晚餐中能量摄入占全天能量摄入的较高比例。然而，晚餐时摄入的高能量可能会通过破坏生物钟的基因表达从而导致代谢紊乱。研究发现晚餐摄入更多能量、脂肪和蛋白质的糖尿病患者有更高的糖尿病和心脑血管疾病死亡风险。若将5%的晚餐能量摄入转移到早餐中，可显著降低死亡风险。该研究强调了宏量营养素在每餐分配的重要性，即饮食也有"生物钟"。

该研究还发现，上午多吃马铃薯或淀粉类蔬菜，下午多吃全谷物、晚上多吃深色（深绿色、橘色、红色、紫色）蔬菜，多喝牛奶，少吃加工肉类，能让糖尿病患者的心脑血管疾病风险降低30%以上。晚餐摄入大量的精制糖类和动物蛋白与较高的心脑血管疾病风险显著相关，而晚餐时摄入不饱和脂肪酸与较低的心脑血管疾病风险相关。不仅如此，晚餐时用等量的植物蛋白替代动物蛋白，或用全谷物糖类替代精制糖类，可降低约10%的心脑血管疾病风险。

以水果为主的午餐膳食模式与以蔬菜为主的晚餐膳食模式会显著降低人群全因死亡、死于心脑血管疾病和癌症的风险；西式午餐膳食模式会显著增加人群死于心脑血管疾病的风险。研究者还首次发现三餐后零食摄入时序对机体健康同样至关重要。早餐后摄入水果类零食，以及晚餐后摄入奶制品会显著降低人群全因死亡、死于心脑血管疾病和癌症的风险。然而，三餐后淀粉类零食的摄入会显著增加人群全因死亡和死于心脑血管疾病的风险。

对维生素和矿物质时序作用的研究表明，早餐摄入含维生素B_2丰富的食物会显著降低死于心脑血管疾病的风险，晚餐摄入含维生素B_6、维生素C、维生素E和叶酸丰富的食物会显著降低全因死亡和心脑血管疾病死亡风险。晚餐时摄入含钾、钙和镁丰富的食物会显著降低癌症死亡及全因死亡风险。由此可见，我们应该晚餐少吃一点，早餐多吃一点；晚餐不应摄入大量的精制糖类和动物蛋白，而应摄入一些含不饱和脂肪和膳食纤维丰富的植物类食物；早餐后摄入水果类零食，晚餐后摄入奶制品零食更好；三餐后应该减少或避免摄入淀粉类零食；早餐应多摄入含维生素B_2丰富的食物，晚餐应多摄入含维生素B_6、维生素C、维生素E和叶酸，以及钾、钙、镁丰富的食物。针对"时序营养"的系列研究，更加全面地揭示了营养与健康之间的关系，为居民膳食提供更精准、更细致的指导。

压力山大的年轻人

早上很难醒来、总觉得疲劳、容易发怒、精力不足、情绪波动大、心情难以平静、注意力不集中、记忆力差、睡眠质量差、觉得心率快、易感冒、脱发、皮肤容易发炎、伤口愈合慢、总想吃点甜食、感觉虚弱、抑郁、怕冷、头痛、过度兴奋、频繁咽喉痛、眼睛发痒、腹胀等。在这些症状中，您如果符合5个以上，可能就是由于生活压力导致的。与应激相同，慢性压力使肾上腺素和皮质醇的分泌量少量增加，但释放的时间却更长。皮质醇能改变免疫系统的反应，抑制消化系统的消化活动。肾上腺素加速胰岛素和胰高血糖素的释放。胰岛素让机体使用更多的葡萄糖"燃料"；胰高血糖素使血糖保持在更高的水平。这时我们就像打了鸡血一样精神。这些能量为什么会被集中在血液？因为原本属于其他器官的能量、血流、营养素现在都被征用于"战斗"，这些不太重要的组织器官，被暂时隔离，人体暂时不关心它们的状态。所以，长期的压力必然导致这些组织器官缺乏足够的营养供应，局部物质基础的不足就会导致衰老。而被动员出来的那些不重要的糖又会去破坏血管，破坏细胞表面的蛋白质分子，使整个身体"上锈"。

激素水平的下降，又会导致血糖下降，能量减少，这时您的注意力、思维速度开始下降，身体感到疲劳。于是，我们又想到了刺激性食物。咖啡、甜品、甜饮料、巧克力、酒精、香烟都可以让身体回到高激素水平的状态。但它们的作用是来得快，去得也快，不能让我们真正放松下来。压力也成瘾，不吃就会注意力不集中、头痛、疲劳等。这样常年和反复的刺激，就会使身体的器官疲软。如果压力过大，持续的时间过长，就有可能发生抑郁。

抑郁了吃什么？

很多人都因抑郁症以自杀的方式离开了曾经他们热爱过的世界。从一开始的闷闷不乐到最后的悲痛欲绝，自卑、痛苦、悲观、厌世，感觉活着的每一天都是在绝望中折磨自己，最后甚至有自杀倾向和行为。抑郁症患病率高达6.8%，但我国对抑郁症的医疗防治率还比较低，只有不到10%的患者接受了相关的药物治疗；抑郁症的发病已开始出现低龄化趋势。遭遇应激性的生活事件是导致出现具有临床意义的抑郁发作的重要触发条件。心理治疗和社会对预防抑郁症的复发具有非常重要的作用，应尽可能解除或减轻患者过重的心理负担和压力，帮助患者解决生活和工作中的实际困难及问题，提高患者的应对能力，并积极为其创造良好的环境，以防复发。除此之外，还有什么缓解的办法呢？

早睡早起，养成有规律的生活

坚持学习和工作，坚持运动，如跑步、跳绳、散步等。不宜整日持续工作，除了中午，早上10时，下午3时宜放下工作，休息片刻。每日加班不宜超过2小时。

昨日之非不可留，今日之是不可执。学会主动接受矛盾，化解矛盾，要有自信心，并相信自己能够成功。培养兴趣爱好，如唱歌、画画，积极尝试没有做过的事情，使自己的生活更充实。减少独处，与精力旺盛、有理想、有追求的人交往。

高蛋白质、高膳食纤维饮食

有抑郁倾向的朋友，提倡以高蛋白质、高膳食纤维的饮食为主，需要多吃富含色氨酸的食物，如海鲜、香蕉等，还有奶制品、豆制品等都有利于稳定情绪，复杂糖类和蔬菜也有利于色氨酸的吸收和利用。色氨酸对合成血清素（即5-羟色胺）等氨类神经递质有积极作用，因此多吃一些这类食物。

多吃含钙的食物

钙能使人们情绪愉快、精力旺盛。钙的不足会使人体肌肉神经兴奋性失调，人会变得情绪不稳、神经质、无法集中注意力，还会引发认知功能障碍、睡眠障碍等。

抑郁症患者在平时多吃一些含钙的食物，可增进食欲，促进胃肠道的消化和吸收，能够让人保持愉快的精神面貌。纽约西奈山医药中心研究发现，让有经前期紧张综合征的妇女每天吃1000毫克的钙片，3个月后，3/4的人更容易感到快乐，不易紧张、暴躁或焦虑。日常生活中，钙良好的来源有酸奶、大豆、深海鱼类等。另外，海鱼中的脂肪酸（$n-3$）与常用的抗抑郁药有类似作用，能阻断神经传导路径，增强血清素的分泌量。

多吃含镁的食物

镁元素能够起到抑制神经应激的作用，当人体缺镁时，很容易出现郁郁寡欢的情绪，而且情绪比较消极，甚至会发生惊厥，所以在平时心情抑郁时应多吃香蕉、海鱼、粗粮、黑豆、坚果等补充镁元素。

多吃富含维生素的水果和蔬菜

维生素C是人体重要的营养素，它对人体的氧化还原过程起重要作用。维生素C缺乏影响去甲肾上腺、多巴胺和血清素的合成，以致机体神经递质异常或失衡而诱发抑郁症。可以多吃樱桃、柠檬、草莓、橘子、猕猴桃、葡萄柚、油菜等。芬兰的一个研究小组通过对115名抑郁症患者的跟踪治疗证实，服用B族维生素也有助于抑郁症的治疗。维生素B_1、维生素B_2和维生素B_6对治疗老年抑郁症有辅助作用，而这3种B族维生素都有助于维生素B_{12}的产生。在日常食物中，动物内脏、虾蟹等甲壳类食物和奶制品中含有丰富的维生素B_{12}。另外，可以多吃菠菜、柑橘、大豆、芹菜等补充B族维生素。

尽量不吃精制糖类，吃复杂糖类

精制糖类食用过多易导致抑郁症。研究显示，吃红肉和精制谷物（即细粮，如面包、面条、通心粉）的女性被诊断患上抑郁症或接受抑郁症治疗的风险会增加29%～41%。此外，使用更多糖类的人群体内炎症水平也更高，其实这与肠道菌群密切相关，肠道菌群对人体健康的影响远比想象中的重要。将未患抑郁症者和抑郁症患者的肠道菌群移植到小鼠身上，发现移植抑郁症患者肠道菌群的小鼠也变得"闷闷不乐"，而移植未患抑郁症者肠道菌群的小鼠依然"活蹦乱跳"。健康的肠道菌群是能培养出来的。多吃富含复杂糖类的食品，如全麦面包；以及发酵类的食物，如不加糖的酸奶、纳豆等；加上平时多喝矿泉水来补充矿物质，久而久之肠道菌群恢复正常，也会使神经系统更加积极乐观。

清淡健康的饮食

抑郁症患者应以清淡、健康的饮食为主，少油少盐。多吃天然食物，如蔬菜、水果、全谷物、低脂乳品。建议患者不要进食辛辣、腌制、熏制、烧烤等刺激性食物，以及含有人造奶油、植物脂肪、植物咖啡伴侣等的食品，也避免吸烟和饮酒，还有可乐、咖啡、茶类等兴奋神经递质活性的物质，以免影响睡眠而加重抑郁。

以下是推荐的一日饮食，请您参考。

- 早餐：1杯牛奶（或无糖豆浆）、1个鸡蛋（或鸭蛋）、1盘白灼西蓝花（或木耳炒菜花）、2片全麦面包。1根香蕉、1个猕猴桃。

- 上午10时：休息20分钟，一小把核桃仁（或杏仁、松子），少量多次饮用矿泉水不少于600毫升，放松心情来回走动。
- 午餐：红烧海鱼（如鲑鱼、黄花鱼等）、果仁菠菜（或蒜蓉菠菜）、一小碗杂粮粥（如燕麦、黑米、南瓜粥）、100克杂粮米饭（藜麦、小米、大米）、1个橙子（或橘子、番茄）。少量多次饮用矿泉水不少于600毫升。午餐后，适量运动20分钟后尽量休息一会儿，然后再开始工作。
- 下午3时：休息20分钟，走动走动。
- 晚餐：烤大虾（或猪肝、黄焖鸡、蒸螃蟹）、炖豆腐（或炒豆芽、纳豆）、芹菜花生米（或炒香菇）、1个窝头、1杯无糖或低糖酸奶、1根香蕉。矿泉水500毫升。饭后要适量运动20分钟，非必要不加班。
- 宵夜：1个鸡蛋、一小块鸡肉、一点坚果或1个猕猴桃。宵夜尽量不吃，或者吃完后也不要马上睡觉。

每到深夜我就饿！怎么办？

深夜往往是一个人最脆弱的时候，尤其是饥饿的深夜。有时想早些入睡，用睡眠麻痹"缺点什么"的胃；或是用意念说服自己，"天将降大任于斯人也，必先苦其心志，劳其筋骨，饿其体肤……"只是，越想无视它，它越怒刷存在感让人即使躺在床上，也辗转反侧，难以入眠。

面对宵夜的诱惑，我们可以这样应对。

晚饭后少吃一点坚果，但尽量不要吃宵夜

晚饭后吃一些坚果、杂粮类的小食品，这样血糖可以维持在一个比较平稳的水平，也可以预防夜间饥饿，但尽量不要晚上吃宵夜。

控制总能量，宵夜不吃糖类

控制肥胖或血糖，最重要的是控制能量，宵夜的能量算在一天之内，如果白天吃得比较多，那留给宵夜的"余额"可就不多了。所以，如果是经常吃宵夜的人，白天就尽量不要吃得太多。

血糖很容易转化成脂肪，如果吃的是精制糖类或甜品，血糖就会迅速上升，刺激胰岛素分泌，胰岛素属于合成类激素，会进一步促进脂肪的合成。另外，血糖也易进入肝脏形成脂肪肝。

选择蛋白质

增加饱腹感、助眠可选择水煮蛋、无糖豆浆、牛肉等非加工蛋白质类食物。不要吃烧烤，也不要吃丸子、肉肠、饺子类食物，它们的热量很高。这样的好处是不会升高血糖，同时增加饱腹感，促进睡眠。

少吃刺激性食物，1小时后再睡觉

糖以及含有咖啡因的茶、咖啡和巧克力都会扰乱我们的血糖和激素，让我们成瘾，使我们对自身的多巴胺和肾上腺素反应更迟钝，伴随这些食物的反复进食和刺激，胰岛疲惫不堪，血糖也在一步步走向不可控的地步。大麦茶、淡茶可以作为它们的替代品。吃了宵夜，不能马上睡觉，否则会导致食物不易消化，甚至胃酸反流，增加消化道的负担，也不利于大脑的休息。至少进食1小时后再睡觉。

不可否认美食的美味总是在其营养价值之上，但对宵夜的渴望其本质是对"快感"的追求。快感并不等同于快乐。快感是一种不能持久的感觉，而且快感使用过多或长久使用是有害的。相反，节制才会给人带来持久的快乐。日复一日地过度吃喝不会带来幸福的生活，只会使人们"享受"美食的同时失去健康。

最好不要用食物来缓解焦虑。压力、失眠、玻璃心、焦虑都是人们对外界环境不适应的体现。面对上司的批评，很多人长时间难以平复，甚至产生轻生的念头。面对人生很多问题时，人们都是在学习对自己"解惑"，其实当时看来再难、再大的事情，放几天再看也就不是什么大事了。一旦看开了这些事，也就不会去纠缠。

日本作家渡边淳一对此在《钝感力》一书中做了详细的分析与建议。渡边淳一是日本著名文学大师，毕业于札幌医科大学，曾经是骨科医生，后弃医从文。我们都知道人类遇到打击、压力、失落的情感就会发生应激，或者是比较低水平的"应激"，时间一长就会发生炎症，大量消耗体内的营养物质。随之而来的就是身体和精神上的损伤，严重损害血管、代谢和遗传物质等。过度敏感或长期敏感就会导致身体这种状态的发生。这本书提倡"钝感"，就是当人们生活中这些突如其来的变故、辱骂、压力等情况影响生活时，可以选择不敏感，忽略这些打击。他认为，"在各行各业中取得成功的人们，当然拥有才能，但在他们的才能背后，一定隐藏着有益的钝感力。钝感就是一种才能，一种能让他们的才华开花结果、发扬光大的力量。"

钝感可以使我们保持血流通畅、避免胃溃疡、减少精神压力、获得好的睡眠、施展才能、获得爱情、稳定婚姻、实现人生的意义。培养一个自己喜欢的爱好可以帮助人们减少压力，放松紧绷的神经。爱好可以与一些不好的习惯发生对撞。因无聊而选择饮酒与聚餐的时间可以用阅读取代；打游戏的时间可以分出一部分给音乐；埋在沙发里刷剧的时间可以分一些给徒步；加班久坐没有大块时间的朋友，可以在家做做瑜伽和徒手健身；抑郁难过、想暴饮暴食时可以去见见朋友，或者试着写作；看短视频的时间可以去看看画展，自己学习画画。总之，能用好的爱好来慢慢替代坏的嗜好就好，很多上瘾的坏习惯就慢慢被戒掉、取代了。

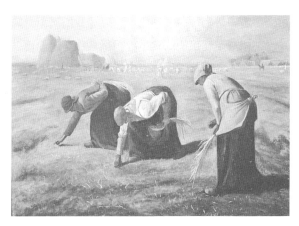

笔者临摹法国巴比松画派米勒的《拾稻穗者》

　　您阅读至此时，此书的内容已过半，但什么是终极完美的健康方式，这个问题仍然是个谜。其实这是一个不大不小的谜团。画在南美洲秘鲁纳斯卡沙漠上的纳斯卡线条、秘鲁的伊卡石、土耳其的格贝克利石阵、吉萨高原的胡夫金字塔和狮身人面像、马丘比丘城、伏尼契手稿、巴勒贝克神庙、厄瓜多尔的地下隧道、复活节岛的摩艾石像、我国的三星堆文明……世界上还存在着许多人类目前仍然无法回答的世界级谜团。它们就像放在人类耳边的锣，一刻不停地被人类追求真理的木槌快速敲击，这让我们无法回避，我们心急如焚，我们彻夜难眠。人类一直被不解之谜逼得拼命思考，奋力前行。人体本身就是一个极大的谜题，改善生存之道只是我们为了适应环境而苦心追求的技能。而答案我们似乎从未真正触及。抱歉，这本书的内容不能为您提供解决健康问题的正确答案，只能为您提供一些略微清晰的努力方向，在不久的将来，人类将一点点拼凑更多的证据将这条通往健康方向的路途修筑下去。

　　现在健康的7个漏洞已经为您一一做了说明，找漏洞简单，解决问题却很难。我们就这7个底层病因漏洞问题的解决是对于疾病的预防，绝对属于"雪中送炭"的级别，也可以让我们避免一些疾病的快速进展，减少一些基础性疾病的发生。面临某些严重的传染性疾病，身体需要更多的储备来对付病原体的入侵，因此填补健康漏洞，减少减轻基础性疾病是我们应该长期做好的准备。而以下四章将为您介绍一些"锦上添花"的内容，但请您也不要忽略，它们可能在某方面对您或您的家人更有帮助，因为毕竟我们每个人面临的具体问题都不一样嘛！

第二篇

——

健康漏洞之
防不胜防

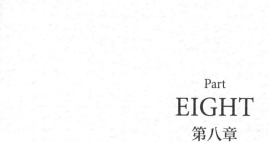

Part
EIGHT
第八章

被忽视的饮水

水去则营竭，谷去则卫亡。

——李时珍［明朝医学家、药学家］

我们赖以生存的物质

如果有一种物质对于人们来说是独一无二、不可或缺的，没有它我们只能存活3天，一天不摄入，我们的身体成分就会发生改变，那这种物质一定是水。人实际一直生活在水中。人体由40万亿～60万亿个细胞组成，每一个活细胞都必须在液体中存活。这些液体有的是血液，有的是淋巴液，还有脑脊液、组织液、房水、羊水……总之，都称为细胞外液，就是我们"每一个细胞本体"生活的液体环境。有人会问，那皮肤、指甲、头发都是干燥的呀，它们怎么没有在液体中泡着呢？我们的头发，由含有大量角蛋白的角质细胞构成，角质细胞由毛囊的毛母细胞生长、分化而来，之后成为死细胞，组成发丝。皮肤表皮也覆盖着这样一层角质层。因此，皮肤表层、毛囊外的头发、指甲都是死的角质细胞，但它们曾经生活在液体里。细胞外液包裹着活细胞，细胞外都是这种水溶液，而细胞膜包着的也是水，就是细胞内液，它又包裹着细胞内的细胞器、遗传物质和各种营养物质，细胞内液是人体代谢的媒介。代谢废物会通过水溶液运输出细胞，排出体外。细胞组成人体的各种组织和器官，其中水占身体质量的60%，占大脑和肌肉的70%～80%，占骨骼的31%，是机体储存营养素的江河湖海，是运输其他营养素的输油管线、高速公路和高铁，尤其是在运动和快速思考时。除此之外，人体还把它当作清洁剂，在肾脏排出废物时，清洗体内组织；当作润滑油和防护罩，关节内起润滑作用的关节液就是润滑油，在大脑和脊髓中的脑脊液以及子宫中的羊水就是防护罩，保护其中脆弱的组织不会因为突然的物理冲击而受伤。它还是冷却液，汗液和血液使过热的体内温度迅速下降，保护体内组织不会过热。

我们喝的是H_2O吗？

自然界中的水在与大气、土壤、岩石及生物体接触的过程中，溶解大量离子和有机分子，即水溶液，我们喝的水实际就是一种水溶液，不单纯是H_2O。生活中常喝的饮用水一般可分为非包装水和包装水。

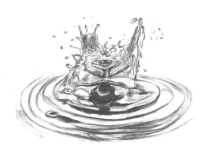

口渴时一杯水就是杨枝甘露

非包装水通常指自来水，自来水是居民饮用水的主要来源，多指以江河湖泊或地下水为来源，经沉淀、过滤、消毒等处理，供人类生活饮用。2010 年，联合国大会明确认可了用水和使用卫生设备的人权，并且承认干净的饮用水和卫生设施对实现所有人权来说是必不可少的。安全且随时可用的水对公众健康很重要，因此，自来水的普及率是反映人民生活文明状况的指标之一。近年来，随着人们健康意识的增强，自来水中消毒副产物以及管道输配过程中的安全风险日益受到大众的重视。因此，越来越多的人选择包装水作为日常饮用水。

包装水包括纯净水、饮用天然矿泉水以及其他包装饮用水（如天然冰川水、天然泉水及人工添加矿物质的包装饮用水等）。纯净水是以符合生活饮用水标准的水为原料，经过净化处理的水种。通过处理，各种有害污染物的含量明显减少，但对健康有益的矿质元素也被去除了。因此，长期饮用纯净水可能导致机体缺乏矿质元素。

饮用天然矿泉水是指从地下深处自然涌出的或经钻井采集的，污染程度较小，且含有一定量的矿物质、微量元素或其他成分的水。有很多人认为水中的矿物质含量少，起不了多大作用，食物才是人体补充矿质元素的主要途径。但普通人尤其是素食人群的膳食结构不一定能确保矿质元素的平衡摄入，尤其是钙和镁，水提供的钙、镁量可以达到膳食总摄入的20%，因此饮用水也是必需矿物质的来源之一。饮用天然泉水是地下水的天然露头或经人工揭露的地下水，以含有一定量的矿物盐或微量元素为特征。和天然矿泉水一样，其污染小、温度低、含有比例适宜的矿物质（尽管不满足天然矿泉水矿物质标准要求），如果没有被污染，也是天然健康水。人工添加矿物质的包装饮用水是指在净化后水的基础上添加了矿物质类食品添加剂而制成的，一般会在配料表上标注添加物，主要用以改善口感。

还有一种功能水（又称为医疗饮用水），包括医疗矿泉水、富氢水等，是指在科学研究的前提下，长期饮用会对人体某些特定疾病具有辅助治疗作用。由于目前市场炒作混乱，功能水的种类和质量良莠不齐，功能水的选择一定要在医生或营养师的专业指导下，根据自身的状况和需要，进行种类和饮水量的选择。

饮水不仅因为水分子对生命体正常运行至关重要，而且水中游离态的矿质元素更能促进生命健康。但随着广告宣传和舆论引导，导致一部分人开始盲目追求矿物质含量极高的饮用水。事实上，机体需要维持平衡，如果没有根据自己的身体情况而盲目进补，人的体内物质也会失衡。因此，选择饮用水，首选天然的、污染程度低、矿物质均衡的天然矿泉水和天然泉水等健康水。

重视水中的营养素

钙、镁是水中占比较大的矿物质，此外水中还含有硒、氟、钠、碳酸氢盐、偏硅酸等与健康密切相关的元素。水提供的钙、镁量可高达每日摄入量的20%，但对于其他大部分元素，饮用水中的提供量不到总摄入量的5%。也有例外情况，如在某些地理区域（如深水井、流过火山口的水、沙漠水源）水中的氟化物和砷含量很高，这就会导致慢性中毒和一些地方病的发生。

饮用水中某些矿物质的生物利用度甚至高于食物中矿物质的利用度。例如，水中的镁比食物中的镁具有更高的生物利用度，水中钙的生物利用度也很高。而用软水烹调可导致食物中钙、镁和其他必需元素的流失。因此，饮用水也是矿物质的重要来源。

硬水保护心脑血管

自20世纪50年代以来，饮用水硬度（泛指饮用水中钙、镁离子含量）和一些心脑血管疾病之间存在因果关系的假说就一直存在。水中矿物质的量在0~60毫克/升为软水，60~120毫克/升为中等程度的软水，120~180毫克/升为硬水，大于180毫克/升为超硬水。钙和镁是组成水硬度的主要元素，钙和水硬度之间的相关性系数约为0.96。硬水中的钙可以成为膳食营养补充的重要渠道，因为硬水每日可提供175~180毫克的钙；镁和水硬度之间的相关性系数约为0.9，且水中的钙、镁之间也存在相关性。所谓硬水，就是含有钙、镁离子较多的水。1957年，Kobayashi等首次调查水与心脑血管疾病之间的关系，发现河水的化学成分与脑卒中死亡率存在密切关系，提示水有可能影响心脑血管疾病。此后，许多流行病学研究也发现水质硬度与缺血性心脑血管疾病的死亡率呈负相关（保护效应），饮用软水的人群心脑血管疾病的死亡率更高。其中最为全面的是英国学者对1969—1973年不列颠地区253个城市、年龄在35~74岁的男性和女性心脑血管疾病地理分布差异的研究。他们发现随着水质硬度从极软的10毫克/升变化到中等硬度的170毫克/升，校正后的城镇居民心脑血管疾病标化死亡率稳定下降；水质硬度在25毫克/升（软水）地区，其心脑血管疾病标化死亡率比中等硬度地区（170毫克/升）要高10%～15%。

水对心脑血管疾病的保护作用很可能是由于饮用水中钙与镁的共同作用。有许多研究发现水中镁水平对心脑血管疾病具有保护性作用，2016年对饮用水中镁含量与冠心病死亡风险之间的关联性进行Meta分析，该研究涉及77821例冠心病患者，分别在荷兰、芬兰、英国、瑞典、中国等国家展开调查。研究结果显示，饮用水中的镁含量与冠心病死亡率呈负相关［相对危险度（RR）＝0.89，95%置信区间（95%CI）＝0.79～0.99］，水中的镁是心脑血管疾病的保护因素。

喝硬水会患肾结石吗？

不会，反而硬水可以缓解肾结石患者的病情。肾结石以混合钙结石常见，约80%的结石含有草酸钙。而镁不仅可以抑制草酸钙结晶的生长，还可以和维生素B_6将不溶性草酸钙转化为可溶性草酸镁，从而降低结石形成的风险。

早期在南非的一项随机对照实验表明，长期饮用高钙、高镁的饮用水可以引发尿钙升高，减少草酸钙的结晶，从而缓解肾结石的发生。意大利的研究也发现硬水可以降低结石形成的风险。干预性研究证明，饮用镁含量较高的水也将有助于减少肾结石的发生。近年来，英国学者对过去30年关于水的成分和肾结石之间关系的研究进行系统分析和总结，发现水中的钙离子、镁离子和碳酸氢根离子等，有助于缓解肾结石的病情。因此，喝硬水会患肾结石的说法并没有根据。

多饮水预防肾结石。增加饮水量可以预防肾结石的发生或减少复发，大量饮水使尿液稀释，可使结石形成率显著下降，是预防结石一个最重要的方法。由于环境温度不同和个体运动量不同，饮水的推荐量会有很大波动，一般建议每天喝2~3升水才能达到稀释尿液、预防结石的效果。我国学者余新琴在新疆地区调查后发现，每日饮水1升以下者，肾结石的患病率为14.1%；每日饮水1~2升者，患病率为6.8%；每日饮水2~3升者，患病率为3.4%。

海水宝藏

海洋一直是人类历史上重要的"医院"。古埃及人、腓尼基人、古希腊人和古罗马人自古就发现了海水的神奇作用，他们还成功探索出如何合理利用海洋环境及其中各种成分的治疗特性，来延长寿命、减少疾病带来的痛苦。许多古埃及莎草纸上都有记载利用海水治愈伤口的资料。

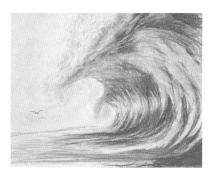

海水有人类需要的所有矿物质

深层海水所蕴藏的丰富矿物质和微量元素可为人类疾病的治疗提供新的资源。深层海水的离子丰度与人体血液非常接近，深层海水含有所有人体所需的矿物质及微量元素，以高浓度镁元素为特点，对多种慢性疾病具有改善作用。研究人员发现镁参与350多种酶系反应。深层海水对人体代谢综合征及其相关疾病（如血脂升高、血糖升高和血压升高等）具有预防作用，其中镁离子和钙离子等常量元素对改善糖脂代谢和抵抗胰岛素有明显作用，而钒、锰、锌、硒等微量元素则进一步加强该效应。深层海水经除钠处理后制成的浓缩矿物质液可用于补充运动造成的矿物质流失，具有抗疲劳的功效。此外，深层海水中的矿物质和微量元素具有抗氧化、抗炎症、抗凋亡等作用，其在肥胖症、高血压、过敏性皮炎、胃溃疡及十二指肠溃疡、皮肤创伤等的预防与治疗方面也具有一定作用。海水是为人类提供"平衡微量矿质元素"的优质自然资源。赵飞虹老师等撰写的《来自海洋的礼物》这本书中有较为全面的论述。

长寿之水

中国长寿之乡的形成与舒适宜人的气候条件、特殊的地理环境、合理的物质生活条件、优质的饮水资源、健康的生活方式、深厚的文化底蕴等诸多因素有关，其中许多因素都涉及矿物质和微量元素，微量元素在长寿形成的过程中起着重要作用。针对长寿地区饮用水中含有的各种有益微量元素，许多学者在我国不同长寿地区展开了相应的研究。

对广西巴马、四川都江堰、新疆喀什等中国长寿地区百岁老人的研究发现，长寿区居民的饮用水具有弱碱性、矿质元素丰富等特征。我国重庆市江津区的研究表示，中国长寿地区的饮水中锂离子含量高，且相比于非长寿区，长寿区的饮用水中总硬度及锶、钡、锂、锰、镍、硒含量可能与延长寿命有关。我国湖南省麻阳苗族自治县也是著名的长寿县，调查显示麻阳居民饮用水中钙、铜、铁、锶、硒的含量明显高于全国平均水平，其中饮水中的镁、锶、硒浓度与百岁指数显著相关。研究表明，富含钙、镁、锰、硒、锶等元素且无重金属污染的弱碱性水是长寿区域饮用水的一个重要特点；对海南省18个县的老年人口和长寿指标的分析发现，硒、锌、铜的每日摄入量与长寿呈正相关，而铅的摄入量与长寿呈负相关。

综合以上大多数我国长寿地区共同的特点，长寿地区的饮用水富含钙、镁、锂、硒、锶等对人体有益的微量元素，且水质呈弱碱性，没有铅、汞、镉、铬等重金属的污染也是重要因素。

小心无效饮水

水是地球上生命不可缺少的必需营养素，人体内维持水和电解质平衡的机制早已为人们所理解，水的重要性不言而喻。但是，很多人没有意识到自己在无效饮水。无效饮水就是饮水的效果没有充分达到。以下行为请大家自行对号入座：喝水只是为了解渴，饮水量不足；口渴时才喝水；把饮料当成饮用水；只注意水的安全而忽视水的健康，把纯净水当成健康水。

如果您有以上行为之一，基本就可以确定是无效饮水了。饮水不足和过量都会对健康产生影响。不要等到口渴再喝水，要养成主动喝水的习惯。饮水不足会造成机体脱水，脱水会降低认知能力和身体耐力，并且还会增加患泌尿系统疾病和心脑血管疾病的风险。

脱水的程度往往取决于机体缺水的程度。脱水是水摄入量不足的不良后果，急性脱水的症状因缺水程度不同而异。例如，水流失量达到体重的1%时，血浆渗透压升高，机体会产生口渴、体力活动减少的现象；达到5%时会感觉到头痛和疲劳；脱水至体重的7%时会发生虚脱；当体液流失超过20%，便会导致死亡。虽然轻微的脱水可能不会产生重大影响，但是当脱水达体重的4%时可引起工作能力降低20%～30%，工作效率大大降低。相反，过量饮水则会造成急性水中毒。该病在正常人群中相对罕见，但在肾病、肝病和充血性心力衰竭的患者中易发生。

如果我们没有经常饮水的习惯，身体就会发生慢性缺水，不仅会感觉易疲劳、精力不集中、皮肤黏膜和口唇干燥、头发干枯易断等，还会导致便秘、结石、痛风、"三高"等一系列慢性疾病。判断是否缺水的方法很简单，可以通过尿液的颜色或唾液分泌。

脱水的相关症状

脱水程度	相关症状
占体重1%时	口渴，且体能开始受到影响
占体重2%～4%时	口渴，尿少，尿呈深黄色，工作效率降低等
占体重4%～8%时	极度口渴、皮肤干燥、声音嘶哑、心率加快、全身软弱等现象，常有烦躁不安
超过体重8%时	精神及神经系统异常，可见皮肤黏膜干燥、高热、烦躁、神志不清等
占体重10%时	烦躁、全身无力、体温升高、血压下降、皮肤失去弹性，甚至危及生命
超过体重20%时	死亡

随着膳食习惯的改变，很多青少年习惯把饮料当成水来喝。由于饮料中有甜味剂等食品添加成分刺激多巴胺分泌，易使人成瘾；饮料中含有的糖会转化为脂肪，诱发脂肪肝；而饮料中的酸性成分，会导致龋齿和骨质疏松。此外，含咖啡因的饮料、含酒精的饮料易导致脱水，更不适合用于补充水分。

水是膳食的重要组成部分，是生命活动必需的物质，其需要量取决于各种因素，如性别、年龄、身体活动、饮食因素、环境温度和肾脏浓缩能力等。我国最新版的膳食指南《中国居民膳食指南（2022）》也指出低身体活动水平的成年人每天应至少饮水1500～1700毫升（7～8杯）。水的最低需求量是平衡水流失量和防止缺水导致不良影响（如脱水）的水量，因此根据最低水需求量来估计推荐摄入量是有局限性的。美国国家科学院确定的每日充足的水分摄入量为男性3700毫升，女性2700毫升；WHO推荐久坐男性和女性每天总饮水量分别为2900毫升和2200毫升。在高温或高身体活动水平的条件下，应适当增加饮水量。此外，一些特殊人群如儿童、孕妇、哺乳妇女对水的需要量都比正常人高。正如水生理科学的开拓者李复兴教授倡导的那样，要"多喝水、会喝水、喝好水"。

喝美味健康的汤，滋养开心乐观的肠

汤是一餐中的美味饮品，也被认为是补品。做饭时添上一道汤，这餐饭仿佛也多了些温柔的样子。从营养学的角度来讲，饭前适量喝汤可以增加饱腹感，有助于控制食物的摄入量；饮用汤品还可以补充体内液体，使血容量得到补充，增强体液的循环，有助于保持充沛的精力。

此外，正确喝汤还能让"第二大脑"开心起来。第二大脑是指肠道内的神经系统，肠道菌群是人体"小生态系统"的重要成员。不良情绪会导致肠道功能发生紊乱，如腹痛、腹泻、便秘、胀气等。反过来，肠道功能紊乱也会刺激大脑，导致情绪失调。营养丰富的汤品中富含矿物质、可溶性膳食纤维、大量水分，还可以为我们的肠道带来适宜的温度，促进肠道微生物繁殖，提高这个"小生态系统"的菌群活力，最直接的就是改善便秘。肠道微生物生长健康了，菌群分泌输送给大脑的舒适因子更多，人体情绪更加放松。但喝汤一定要注意以下几点。

使用大口径的容器盛汤

热汤包括开水、热茶和热咖啡等，一定不要喝滚烫的汤汁。温度高于65℃的食物属于二类致癌物。人体的黏膜细胞受到高温刺激会有癌变的可能性，尤其老年人的神经不够敏感，更容易被热饮烫伤。所以汤的温度最好要降至微热。使用大口径的汤盆，可以达到使汤汁迅速降温的效果，避免过热灼伤。

咀嚼时不宜就汤

吃饭时，很多人喜欢就着汤咀嚼，这样可以辅助吞咽，不容易噎着。根据营养专家的研究，吃饭时每口咀嚼的次数至少应达到20次，细嚼慢咽可以增加饱腹感，减少食量。咀嚼动作还会通知胃肠道为消化做好准备。因此，如果咀嚼饭菜的同时喝汤，会使食物迅速流入食管，影响食物的充分消化及进食更多的食物。

汤"补"还是"不补"？

很多人喝汤是因为认为汤品"大补"。实际上，肉汤中含有更多的含氮浸出物，其中游离氨基酸味道鲜美，更易吸收；菜汤中的矿物质也较易被吸收，确实有"补"的作用。但汤汁中的营养物质总含量并不高，只是易被吸收，大部分精华还是在食物里。以鱼、鸡肉、牛肉等高蛋白质食品为原料，煮6小时后，蛋白质的溶出率只有6%～15%，还有85%以上的蛋白质仍留在内容物中。也就是说，无论煲汤的时间有多长，肉类的营养也不能完全溶解在汤里。所以喝汤后还要吃适量的肉。煲肉汤应用冷水，使温度逐渐增加，表面的蛋白质凝固较慢，令肉质中的蛋白质含氮浸出物缓缓溶于汤中，以增加汤汁的鲜味。因此，对于胃肠道功能差、发热、体弱的患者可以多喝汤汁，补充体力。但是，汤汁并不能为健康成人长期提供足够的营养素。同时还要注意，鱼汤、肉汤由于嘌呤含量较高，高尿酸患者和痛风患者要少喝。

汤里少加油、盐、糖

汤汁中的油、盐、糖更易吸收，血压、血糖、血脂高的人煲汤时一定要少添加油、盐、糖，调味品也不宜添加过多。因为调味品中也含有一些油、盐、糖类，会使人不自觉地增加摄入量。

饮水小提示

与成年人相比，老年人发生脱水的风险更高。液体摄入的减少和液体流失的增加都可导致老年人脱水。老年人体内感觉神经迟钝，经常"渴而不自知"；同时随着肾功能下降和尿道括约肌收缩能力下降，重吸收功能减弱，导致尿多、尿频，易发生慢性脱水，加速衰老，甚至引发脑梗死、白内障等疾病。因此，老年人一定要记得多补水，尤其是洗澡前后、睡觉前后，少量多次，不宜暴饮。但是，患有一些疾病（如肾病、肺病和充血性心力衰竭）的老年人，不能过量饮水，需要在医生的指导下适量饮用。

科学饮水对提高运动员的竞技能力、运动员体能的恢复和日常健康起到很大作用。尤其是在进行马拉松等大强度运动时，伴随水分和电解质的大量丢失，如果不能科学合理地补水，极易导致急性脱水、电解质失衡和乳酸堆积等情况发生，严重时可诱发运动性中暑、运动性低钠血症、运动性酸中毒，甚至死亡。

为了保持良好的水合状态及电解质平衡，需要做到：运动前主动让身体充分水化，除了正常的膳食和液体摄入，还应在需要时（至少在活动前几小时）开始用饮料进行预水合，以使液体吸收并让尿量恢复到正常水平；运动期间补水，防止过度脱水（大于体重的2%）和电解质平衡的过度变化，以免影响运动成绩。运动后及时补充丢失的水分，尤其是深海矿泉水对脱水运动后的水合作用恢复有积极影响，也有利于肌力的恢复。选择含有适量电解质、矿物质和糖类的运动饮料或饮用水，不要单纯摄入纯水（纯净水、蒸馏水等）。

水是最容易被忽略的营养素，而且因为其物理性状需要高级别的仪器才可能观察到，对它的研究还十分有限。好在我们已经知道过少饮水、过纯饮水、脱水、水中的污染物都会有损我们的健康；水中的一些矿物质、适量饮水、无污染的矿泉水和山泉水、美味的汤汁等都有益于我们的健康。随着水科学与医学的融合，有学者已经提出了"水医学"的概念，而且未来"水医学"将为我们提供更多有关水的、改善健康的有效手段。

减重——控制食物成瘾

　　运动太多和太少，同样损伤体力；饮食过多与过少，同样损害健康；唯有适度可以产生、增进、保持体力和健康。

——亚里士多德［古希腊哲学家］

　　身材是否好看是很多人开始关注健康的一个原因，但还有一个原因是人们已经认识到肥胖的身体与很多疾病密切相关。肥胖是由现代文明社会催生的不够现代的流行病，肥胖不仅是一种独立的疾病，还增加患代谢性疾病、心脑血管疾病、肌肉骨骼疾病、阿尔茨海默病、抑郁症和某些癌症的风险，导致生活质量下降及预期寿命减少。肥胖可以在多方面体现：体重、体形和体成分。体重指数（BMI）反映的是体重，即体重（千克）与身高（米）平方的比值。BMI在18.5～23.9为正常，如果是24.0～27.9（超重）或≥28.0（肥胖），您就该减重了。但以上方法不适用于儿童、孕妇、身体虚弱或久坐不动的老人、肌肉组织和/或骨骼发达的运动员或重量训练者。腰围反映的是体形，即男性腰围≥90厘米、女性腰围≥85厘米属于成人中心型肥胖，超标说明内脏脂肪较多。身体脂肪含量也可以反映肥胖的程度，男性体脂率＞25%，女性体脂率＞30%，就说明全身整体脂肪过多。BMI是用整体的体重或体形来反映肥胖，而腰围主要是用腹部脂肪来反映肥胖，体脂含量则反映是整体脂肪的多少。它们各有侧重，提示身体肥胖的不同特点，这些特点与不同疾病也是密切相关的。2012年，我们的人群研究发现BMI超标与高血压更加相关，而腰围超标与高脂血症和糖尿病更相关。另外，体检提示脂肪肝，也说明肝脏内脂肪超标。很多人BMI正常，但却患有脂肪肝。2014年，笔者研究小组发现瘦型脂肪肝比肥胖型脂肪肝对身体健康的危害更严重，因为这类患者由于体重正常容易被忽视而漏检，需要定期进行生化检查和代谢检查以便及时发现并控制病情。以上肥胖指标中的任何一项超标都属于肥胖，应该控制体重。

饭瘾从何来？

　　控制总能量是减重的首要任务。当吃饱时，大脑会告诉您停止进食；当饥饿时，大脑会告诉您要吃东西了。但是，经常食用高脂肪饮食会损伤肠道和大脑层面的饱腹反应，减弱反馈给您"已经吃饱"的信号，炎症在这个过程中起到很大作用。这里说的高脂肪饮食实际指的是含动物性脂肪过高且工业加工的肉类、油炸食品、含反式脂肪酸的糕点、烧烤肉类等饱和脂肪酸含量高的食品。而鱼油等含有$n{-}3$多不饱和脂肪酸的食品我们反而是缺乏的，而且$n{-}3$多不饱和脂肪酸可降低血液中的总胆固醇，并减少肠道中厚壁菌门和拟杆菌门等不良菌群数量，为脂质代谢和肠道健康带来益处。当摄取高脂肪膳食时，全身血液中炎性分子（炎症因子或促炎因子）水平都会增加，包括细胞炎症因子和脂多糖。当肠道微生物靠近肠道内的细胞时，这些细胞识别微生物表面的脂多糖通过受体与其结合，脂多糖就会刺激这些细胞产生炎性因子，一旦这些分子到达大脑，它们便激活免疫系统，神经胶质细胞自身开始产生炎性分子，作用于附近的神经细胞。在下丘脑中，这种炎症变化使这个食欲调节中

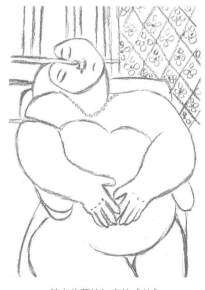

笔者临摹毕加索的《梦》

心对来自肠道和人体饱腹感信号的反应能力减弱。因此，慢性炎症可以损害食欲机制，但是当我们面对压力的时候，为什么想要进食富含脂肪或者含糖量高的食物呢？

脂肪和含糖食物在减压方面的确有一定作用，当有压力时，吃这些食物的人会抑制对压力的生理反应，有时还会发展成为暴饮暴食。但用食物来减压是以体重增加、炎症增加、对大脑的危害以及食物成瘾为代价的。脂肪通过刺激来自肠道的信号分子释放来改善高压人群的情绪。但是，这种高脂肪膳食会改变大脑的功能，引发更严重的后果。人们吃多少食物是由下丘脑的调节食欲控制系统、多巴胺奖励系统和执行控制系统控制的。古代采猎者的食物供应有限，对高能量食物有极高要求，奖励系统就会驱使身体去寻找食物。奖励系统部分由含多巴胺的神经构成，在食物不足时，如果找到食物，它们会给机体重大的奖励，形成寻找食物的动力和动机，现在人们处于食物丰富且容易获取的环境中，这种奖励机制现在反而变成了对人们健康的威胁。在奖励系统的作用下，人们可以轻而易举地摄入超过机体需要的能量，并极易引发食物成瘾。某些食物，特别是食物中的高热量、高脂肪和高糖最适合这个奖励通路的建立，引起动物和人类饮食行为的成瘾，超重和肥胖者大脑奖励系统的关键区域在结构和功能上已经发生了改变，这种机制不仅促进过度摄食，还会产生后天食物刺激和奖励信号之间的联系（即条件反射），人们看见美味的东西就想吃，这时人们很难在眼前的快乐与长期的健康之间做出选择。

以下8个小问题可用于自身食物成瘾的判断：

①摄入食物的量和时间比预期的要长。

②持续的渴望或多次不成功的戒断尝试。

③多次尝试退出都不成功。

④为了饮食而放弃社交或娱乐等重要活动。

⑤尽管知道不良后果，但仍继续食用。

⑥不吃东西会导致戒断症状。

⑦对食物的耐受性降低，看到某些食物就会过量摄入。

⑧导致临床意义的损害（疾病）。

如果您符合上述3条以上，可能您就属于食物成瘾了。

肠道微生物也可能影响机体的奖励系统并在食物成瘾中发挥主要作用。肠道微生物可能在受到强烈的选择性压力时操纵人类的饮食行为，以增加菌群自身的健康，甚至有时以牺牲人类的健康为代价。很多微生物也可以合成多巴胺，如蜡样芽孢杆菌、枯草芽孢杆菌、普通变形杆菌、黏质沙雷菌、金黄色葡萄球菌、屎肠球菌和大肠埃希菌等。梭菌属含有的β-葡萄糖苷酸酶可增加肠腔游离多巴胺的浓度。通过劫持多巴胺驱动的奖励系统，某些代谢产物如短链脂肪酸、细菌对神经递质色氨酸和血清素的调节，甚至是免疫系统等，这些微生物可能会产生对特定食物的渴望，甚至可能会调控情绪，提示哪些食物是肠道微生物所偏爱以及能够使它们比竞争性微生物更有优势的食物。因此，人们一定要想方设法对抗这种对糖和脂渴望的倾向，千万不要盲目地认为，"我想吃什么，是因为我的身体需要！"现代科技想用人工甜味剂来解决这个问题，但人工甜味剂同样也会增加肥胖和代谢性疾病（如2型糖尿病）的发病率，更可怕的是它也会影响肠道微生物。把食用甜味剂小鼠的粪便移到无菌的从未食用甜味剂的小鼠体内，结果导致之前无菌小鼠出现葡萄糖不耐受和代谢紊乱综合征的症状。通过分析动物的微生物群，发现食用甜味剂的动物肠道内的拟杆菌属微生物增多，这与食用高脂肪饮食的现象一样。甜味剂还可改变肠道微生物的代谢途径，从而产生更多的短链脂肪酸，这些脂肪酸可被结肠吸收，提供额外的热量。人工甜味剂不仅在短期内不能帮助减重，而且还会导致代谢紊乱伤害机体。如何戒掉食物成瘾，控制体重？以下内容都有助于您达到这个目的。

学会通过其他途径来释放压力、缓解焦虑。您可以找到不依赖食物的快乐来源，如和朋友见面、阅读、做运动等。运动不仅可以帮助消耗多余的脂肪，而且在运动时，大脑内的多巴胺释放会增加，有助于缓解焦虑、释放压力，甚至有时可以帮助转移对食物的注意力。

不要让自己总是处于过度饥饿的状态。应选择适量的新鲜蔬果、粗粮、奶制品等食物，达到合理搭配、营养均衡、三餐规律，并尽量让自己处于7分饱、8分饱的状态，食不过量，这样的进食能避免体内血糖的大幅度波动和强烈饥饿感的产生。食不过量是指每天摄入各种食物所提供的能量，不超过也不低于人体所需要的能量。如果吃饱了，就要停止进食，再多吃就是损害身体。做到食不过量，也要合理搭配食物，保持能量和营养素平衡：①定量进餐，避免因过度饥饿或进食过快而导致过量进食，轻度饥饿时是最佳的进食时机；②慢食，每口咀嚼至少20次，充分体会食物在口中带给您味蕾的感觉，并感受自己吃饱的感觉，我们过于熟悉饥饿和饱胀的感觉？您几时体验过刚好吃饱的感觉；您可以在进食的过程中休息一会儿，专心进食，不要看电视或者手机等，充分体会自己吃饱的感觉，并在刚吃饱的时候停止进食；③排除情绪性食欲，很多时候我们不饿也会进食，无聊、愤怒、压力、抑郁这些状态都会使我们想吃东西，当怀疑是这种情况时，可以体会一下自己是否真的饥饿，如果不是饥饿就去做一些使您可以真正放松的事情，而不是吃东西；④分餐制，根据个人的生理条件和身体活动量配餐；⑤每餐少吃一两口，并减少高能量食品的摄入，通过查看食品标签，避免选择高脂、高糖、高能量食品；⑥减少在外就餐次数，因为在外就餐耗时长，易导致进食过量。轻体力成年男性每天摄入能量为1700～2000千卡，女性每天摄入能量为1300～1600千卡。每餐比例大约是3.5∶4∶2.5。选择低GI和低GL、高膳食纤维的食物，会使血糖更加稳定。

选择地中海饮食模式

目前，我国某些居民的膳食模式越来越接近经济发达国家的膳食模式，其特点是粮谷类食物摄入量小，动物性食物及食糖的摄入量大，以高能量、高脂肪、高蛋白质、低膳食纤维为主。这种膳食模式容易造成肥胖、高血压、冠心病、糖尿病等营养过剩性慢性疾病的发病率上升。

在众多膳食模式中，地中海膳食得到了学界的肯定。该膳食结构以地中海命名是因为该膳食结构特点是居住在地中海地区居民所特有的。意大利、希腊居民的膳食可作为该种膳食结构的代表。该膳食结构的特点是富含植物性食物，包括谷类、水果、蔬菜、豆类、果仁等；每天食用适量的鱼、禽、少量蛋、奶酪和酸奶；每月食用畜肉的次数不多，主要的食用油是橄榄油。突出特点是饱和脂肪摄入量低，不饱和脂肪摄入量高，膳食含大量复合糖类，蔬菜、水果及酸奶摄入量较高。地中海膳食植物性食品的比例高，更像是弹性素食。现在我们知道，在这些大部分以植物为基础的膳食中除了有高含量的复杂糖类，还有较多对肠道微生物群有一定益处的多酚。多酚不仅来自初榨橄榄油，也存在于坚果、浆果和红葡萄酒中，所有这些都是地中海饮食的基本要素。地中海膳食对代谢综合征、心脑血管疾病、癌症、认知功能障碍和抑郁症都是保护因素。橄榄油不建议作为炒菜的油脂，植物油也不适合高温烹调，如果用植物油炒菜，尽量在比较低的温度来短时间烹调，不要加热到冒烟，或是煎炸食物。因为这样都会导致反式脂肪酸的生成和自由基的产生，诱发炎症。我们需要摄入更多的海鱼、蔬菜、酸奶和坚果，而这些正是我们经常忽略的。

地中海膳食示例

（成人体重70千克，轻体力活动，能量需求30千卡/千克） 单位：克

餐别	食物名称	原料	质量	蛋白质	脂肪	糖类
早餐	全麦面包	全麦粉	150	8.55	0.86	55.5
	酸奶	酸奶	200	7.2	6	9.8
	蔬菜沙拉	甘蓝	50	0.8	0.1	2.3
		菠菜	50	1.70	0.2	1.8
		黄瓜	50	0.7	0.15	2.75
		番茄	50	0.5	0.1	2
		胡萝卜	50	0.7	0.1	5.1
		橄榄油	5	0	5	0
		沙拉酱	10	0.1	3.9	0.1
餐后水果	李子	李子	200	1.8	0.2	18.2
午餐	红烧黄花鱼	黄花鱼	100	18	3	0.17
		姜	5	0.1	0	0.5
		葱	10	0.16	0.04	0.49
		蒜	5	0.23	0	1.38
		花生油	10	0	5	0
	凉拌时蔬	西蓝花（水焯）	50	2.05	0.3	2.15
		四季豆（水焯）	50	1	0.2	2.85
		生菜	50	0.7	0.2	1.05
		香菜	5	0.09	0.02	0.31
		花生	5	1.2	2.22	1.29
		橄榄油	5	0	5	0
	高粱米饭	高粱米	50	2	0.2	23.2
		大米	50	8.67	2.67	62

续表

餐别	食物名称	原料	质量	蛋白质	脂肪	糖类
餐后水果	草莓	草莓	200	2	0.4	14.2
晚餐	核桃	核桃	20	1.6	10.16	6.96
	烤鸭卷饼	鸭肉	50	7.75	9.85	0.1
		黄瓜	50	0.7	0.15	2.75
		薄饼皮	50	5.88	0.03	3.08
		大葱	20	0.32	0.08	0.98
	马铃薯炖豆角	豆角	100	2.5	0.2	6.7
		马铃薯	50	1	0.1	8.6
		猪肉	50	10.1	3.95	0.35
		姜	5	0.1	0	0.5
		葱	5	0.08	0.02	0.25
		蒜	5	0.23	0	1.38
		花生油	10	0	5	0
	烤红薯	红薯	200	2.7	0.4	49.5
质量合计/克			1875	80.96	64.94	209.59
能量合计/千卡			1747.8	323.7	582.6	841.5
能量百分比/%			100	18.5	33.3	48.2

　　还有一种动植物食物较为平衡的膳食模式，即日本膳食模式。该膳食模式的特点是谷类摄入量平均每天300～400克，动物性食品摄入量平均每天100～150克，其中海产品比例达到50%，奶类100克左右，蛋类、豆类各50克左右。日本膳食能量和脂肪的摄入量低于欧美发达国家，平均每天能量摄入为2000千卡左右，蛋白质为70～80克，动物蛋白占总蛋白质的50%左右，脂肪50～60克。该膳食模式既保留

了东方膳食的特点，又吸取了西方膳食的长处，少油、少盐、多海产品，蛋白质、脂肪和糖类的供能比合适，有利于预防营养缺乏病和营养过剩性疾病。

令人迷惑的生酮饮食

生酮饮食减重法是近年来比较流行的一种网红减重方法，一时间减重者对其趋之若鹜。那么，究竟何为生酮饮食法？这种减重方法靠谱吗？在正常的饮食情况下，人体以利用葡萄糖为主。大脑的能耗水平变化稳定，起伏波动很小，因大脑没有储能物质，糖类充足时几乎都用葡萄糖来供能。心脏负责全身供血的任务，随着运动的程度不同能耗波动的范围非常大，心肌以脂肪为主要能源，心肌有很多的线粒体，相较糖来说脂肪供能更稳定，为脂肪的β氧化提供优越条件。如果心肌利用葡萄糖，人体血糖就会波动很大。肌肉利用的是糖原和脂肪。糖类和脂肪同为主要供能物质，蛋白质不是供能的主要物质，但糖类是主要的能源物质，脂肪是储备的能源物质。糖类充足时机体主要分解糖类，脂肪的分解会被抑制；当糖类不足时主要分解脂肪，糖类的分解会被抑制。如果葡萄糖不足，则转向脂肪酸供能。生物演化过程中，使用脂肪供能大多是在饥饿状态下。这时脂肪细胞释放大量脂肪进入血液循环，肝脏会将脂肪转化为脂肪酸和酮体，为肌肉、大脑等其他组织提供能量。"酮体"包含3种成分：乙酰乙酸、β-羟丁酸和丙酮。生酮饮食就是从这个方面调动机体消耗脂肪减重的。

生酮饮食的发现是从观察到饥饿能减少癫痫发作而开始的，医生们用这种高脂肪、低糖类的生酮饮食来模拟饥饿的代谢效果。1993年，好莱坞著名导演吉姆·亚伯拉罕的儿子查理患顽固性癫痫，经多种药物和其他治疗无效，医生告知患者预后还会持续癫痫发作、进行性发育衰退。但是他没有放弃，四处寻访，得知生酮饮食疗法后，开始饮食治疗，取得了抑制癫痫发作的效果，最后完全控制了癫痫的发作，脑电波恢复正常，2年后查理结束了生酮饮食疗法，慢慢恢复到了正常饮食。1997年，吉姆·亚伯拉罕制作了一部关于生酮饮食的电影*First Do No Harm*（中文译名《不要伤害我的小孩》），生酮饮食逐渐为人们所熟知。

低碳饮食一般指糖类摄入量低于总摄入量20%的饮食，一些人为了减重或控制慢性疾病，会采取这一饮食方案。生酮饮食其实是低碳饮食的一种，只不过生酮饮食更加严格，糖类的摄入量极低，同时要求脂肪的摄入量达到总摄入量的60%～75%或以上。

常见的生酮饮食可分为4类：①经典生酮饮食，即脂肪与非脂肪的质量比为4∶1；脂肪摄入量占每日食物总质量的80%（供能占比90%），蛋白质及糖类占每日食物总质量的20%（供能占比10%），并提供足够的维生素和矿物质；②中链甘油三酯饮食，即脂肪供能占比70%，且脂肪的主要来源为中链脂肪酸组成的甘油三酯；③改良的阿特金斯饮食，即脂肪供能占比65%，该方法对蛋白质摄入的限制较为宽松，即蛋白质供能占比为30%；④低血糖生成指数饮食，即仅选择血糖生成指数＜50的糖类，脂肪供能占比60%。这似乎与一些常规的营养建议是相矛盾的。

人体要进入这种由葡萄糖供能转为消耗脂肪供能的状态，一般需要连续2～4天，每日严格限制糖类摄入量在20～50克，也就是5%的糖类、70%的油脂、25%的蛋白质。蔬菜可选择菜花（十字花科）、菠菜、苦菊、甜椒等。摄取的肉类最好是富含DHA、EPA的深海鱼类，也可以选择豆类、豆腐、鸡蛋、鸡肉，但尽量不要选择羊肉、猪肉等高饱和脂肪酸的肉品。油尽量选择橄榄油、葵花子油、豆油等，而不要选择猪油、牛油。为了减少糖类的摄入，还要避免牛奶、酱料、芡汁、汤汁、酒精等的摄入。从以消耗糖类为主的食谱转变到以消耗脂肪为主的模式时，可能很想吃些糖类食物或感到浑身乏力。如果发生这样的情况，可以服用一些含有中链甘油三酯的胶囊或1茶匙的中链甘油三酯，或食用固体的椰子油。由于服用椰子油太多或太快都可能会导致腹泻，因此最好先用小的茶匙，然后慢慢加大到一个稍大的汤匙。无论是中链甘油三酯还是椰子油，结合晚饭后空腹12小时、低糖类食谱和锻炼等，都有助于进入生酮状态。

虽然生酮饮食法作为减重的新方法，可在短期内通过降低饥饿感、抑制食欲及改善脂肪氧化代谢来减脂减重，对糖尿病患者有改善血糖、血脂的作用，但存在一定的健康风险。其不良反应有：①胃肠道不良反应，如拒食、恶心、便秘等短期不良反应；②代谢方面不良反应，由于饮食结构的改变，患者可能会出现低血糖、困倦、高脂血症和酸中毒等不良反应；长期生酮饮食可能会促进动脉粥样硬化进程，增加心脑血管疾病的发生风险，尤其对中老年人不利；③泌尿系统不良反应，长期生酮饮食可能导致肾结石，这是由于生酮饮食会增加肾脏代谢负担；④其他，生酮饮食法限制糖类和蛋白质的摄入量，容易导致全谷物含有的B族维生素、奶制品中的钙、蔬菜和水果的膳食纤维及叶酸等摄入不足。长期保持生酮饮食，可能会出现钠、钾、镁、钙、维生素的缺乏，导致胆固醇高、尿酸升高、脱水、缺乏矿物质、骨质疏松、生长迟缓等不良反应。因此，生酮饮食减重法应在有此经验的医生或营养师的指导下个体化实施。

长期采用生酮饮食的影响还没有足够的研究证实，而且它也并非人人适合，存在一定的禁忌人群，如产妇、青春期少年、1型糖尿病患者、肝脏疾病患者、脂肪代谢障碍患者、胆囊疾病患者、胰腺炎患者、泌尿系统结石患者、感染期疾病患者、肾脏疾病患者等，忌用生酮饮食法。

中度生酮饮食示例

单位：克

餐别	食物名称	原料	质量	蛋白质	脂肪	糖类
早餐	无糖酸奶	酸奶	100	3.6	3	4.9
	煎鸡蛋	鸡蛋	100	12.7	9	1.5
		花生油	5	0	5	0
	牛油果	牛油果	100	2	15.3	7.4
午餐	酸菜炖肉	酸菜	200	2.2	0.4	4.8
		猪五花肉	100	13.6	30.6	2.2
		大豆油	10	0	10	0
	菠菜花生	菠菜	200	5.8	0.8	7.2
		大豆油	5	0	5	0
		花生（炒）	25	6	11.1	6.5
	烤鸡腿	鸡腿	150	24	19.5	0
		大豆油	10	0	10	0
晚餐	杏仁	杏仁	25	5	10.7	7
	煎带鱼	带鱼	80	14.2	3.9	2.5
		花生油	15	0	15	0
	煎牛排	牛排	80	17.8	0.7	1.9
		大豆油	10	0	10	0
质量合计/克			1215	106.9	160.0	45.9
能量合计/千卡			1864.4	427.7	1436.7	184.4
能量百分比/%			100	22.9	77.1	10

吃肉肉的诱惑

为什么肉对大多数人具有极大的诱惑力呢？这也许是让我们的祖先成为动物界王中王的一个原因。大多数灵长类动物的食物是植物，其中含有大量纤维素和木质素。为了消化这些纤维类物质，它们演化出了很长的肠管和巨大的胃囊，胃里生活着特殊的细菌，可以分解纤维素，充分消化吸收植物类食物。人类需要肉食，主要的原因可能是为了供养巨型的大脑。大型的猿，如黑猩猩的脑容量是350～550毫升，而人类的脑容量在1200毫升以上。神经系统耗能非常惊人，静息状态下，大脑要消耗人体能量的20%～25%。相比之下，其他猿类的大脑只消耗总能量的8%。必须找到营养密度高的食物，才能"养得起"高耗能的大脑。另外，肌肉和内脏也是高耗能器官，缩小肠胃和肌肉，就能节省许多能量。人类肠管的长度不及其他动物的40%，同时也牺牲了人类充分消化"草"的能力。人类的祖先放弃粗糙的植物类食物，选择易消化、能量密度高的肉，以及植物比较"精细"的部分，如种子、果实，从而"供养"强大的大脑，为复杂的行动出谋划策，最终战胜野兽，甚至战胜同类，这是一种演化出的优势。但在250万年前，这种优势相对于肌肉发达的动物也算不上什么优势，加上汗腺、头发、眼睛的演化也十分神秘，所以驱动人类这样演化的原因至今还是个谜。

随着物质文明的发展，人们越来越重视形体的美，因为节食减重难以实施，所以有人就把生酮饮食宣传成了生酮饮食不限制肉类。进而让有些人错当吃肉就是"生酮饮食"，用吃肉来"减重"，自欺欺人地吃了很多肉，很少吃蔬菜，长此以往引发了很多健康问题。这样的吃法属于动物蛋白和饱和脂肪摄入过多。但生酮饮食要求蛋白质的供能比占25%，总能量就是正常需要量，强调的是三大供能营养素的比例，并不是随便吃的。对于一个健康的个体来说，外源性的蛋白质被分解成氨基酸，进入氨基酸池，以供机体不停地摄取使用。如果蛋白质太多导致氨基酸池都放不下，就会通过特殊的渠道转化成糖原和脂肪进入血液循环、皮下和肌肉间隙储存起来。因此，这样错误的"生酮饮食"不能减重。而且过多的蛋白质需要通过肾脏代谢排出体外，这个过程会加重肾脏的负担，久之，就可能造成肾损伤，与此同时肝脏的负担也不小。另外，大量摄入红肉和工业加工肉类是诱发结肠癌、直肠癌、肺癌、乳腺癌和前列腺癌的危险因素。

循证医学研究发现，以肉类为主的膳食模式发生骨质疏松和骨折的风险更大。摄入体内的大多数蛋白质被分解成氨基酸。氨基酸都是酸性的，因此身体会通过溶解骨骼来提供钙质和磷酸盐，以中和这些过量的酸性物质，防止可能对身体造成的伤害。磷酸盐中和氨基酸的同时，钙离子会一同释放出来，而血液中钙离子水平不能过高，否则就会通过高钙的尿液排出体外。而动物蛋白含有大量的含硫氨基酸，如甲硫氨酸和半胱氨酸，这些氨基酸会促进肾脏排泄钙质。因此，动物蛋白比植物蛋白更容易引起钙质流失，容易造成骨质疏松。对于爱吃肉的人来说，建议每天喝酸奶100～200毫升，多吃些蔬菜和豆类，适当补充维生素D。

鲇鱼有100000～175000个味蕾，牛有25000个味蕾，犬有1000～2000个味蕾，猫有不到500个味蕾。味蕾的一个重要作用是帮助动物识别有毒物质。鲇鱼要对付的食物极为复杂，所以味蕾最多。牛吃大量的植物，就需要用味蕾来探测食物中的有毒物质。而猫犬等肉食类动物吃的食谱比较单一，就没有那么多的味蕾。一般成年人有9000～10000个味蕾，介于草食性动物与肉食性动物之间，更接近于草食性动物。因此，在演化过程中人主要的食谱还应该是植物更多一些。从这个角度来看，人也不应该以肉食为主。

无肉不欢怎么办?

少红肉，多白肉，多植物蛋白

猪肉、牛肉、羊肉等为红肉；鸡肉、鸭肉、鹅肉、鱼肉、虾肉等都属于白肉。红肉含脂肪、胆固醇、饱和脂肪酸更多；鸡鸭鱼肉不饱和脂肪酸含量高。相对来说，人们应多吃白肉，适当吃些红肉。每天应该吃肉类120~200克，其中鱼虾类40~75克，畜、禽肉40~75克，蛋类40~50克。尝试用植物蛋白替代一部分动物蛋白。美国对超过17万人的追踪调查发现，食用较多的植物蛋白有助于降低死亡率。无肉不欢的朋友们应当将植物蛋白（如大豆、豆腐、扁豆、花生、藜麦、西蓝花等）的摄入量超过动物蛋白的摄入量。

加工肉类、动物内脏要少吃

火腿肠、腊肉、卤肉、罐头肉、熏烤肉等，含盐量高，且含有不同程度的添加剂和致癌物，对血压、血脂的控制都不利，是多种癌症的风险因素。动物内脏，包括肝、肺、心、肾、肠等，脂肪、胆固醇的含量高，嘌呤的含量也高。

增加膳食纤维、抗癌食物和维生素的摄入量

维生素C与B族维生素多对热不稳定，尽量吃新鲜、时令、未经加工的食物；把新鲜食物放在冰箱中低温保存，吃之前再切碎加工；尽可能缩短烹调时间、降低烹调的温度；尽量不要吃煎炸食物。多吃膳食纤维素含量高的植物类食物，加快肉类通过肠道的速度，减少有害物质的吸收，保护肠黏膜屏障。植物类食物（如大蒜、西蓝花等）大多具有抗癌成分。

运动是减重的中心环节

运动会减少应激反应分泌的皮质醇，皮质醇促进脂肪组织的炎症，而炎症又会使脂肪细胞胰岛素抵抗，命令脂肪细胞囤积更多的甘油三酯。运动还会阻止结缔组织中未分化的干细胞转化为脂肪细胞。当限制摄入能量时，如果没有运动，身体又会拆东墙补西墙，分解肌肉中的蛋白质，而肌肉是消耗能量的大户，所以，没有运动的减重不可取。

每周3天，每天做1小时的有氧运动，如跑步、快步走、跳舞、游泳、爬楼梯、骑自行车、打乒乓球及跳绳等，可起到抗抑郁、改善情绪、抗炎、促进肌肉生长、改善大脑功能、提高免疫力等功效。每周3次，每次做4个高强度训练，每次训练30秒的无氧训练和4分钟的休息，也同样效果显著。无氧训练可以是疯狂骑行、冲刺跑，也可以是快速跳绳，总之是能让您的心率快速达到极限的运动。然而老人或有基础疾病者需要经医生评估后才能尝试。一旦发生不适，立即停止运动。按照如此方法训练，可以有效增加肌肉量，还能使机体制造更多的线粒体来消耗更多的能量。可以说，训练之后的身体躺着也在燃烧能量。增加的体力活动可以部分替代减少的能量摄入。

减重的目的是更加健康，健身也是为了更加健康、精力旺盛，顺便使我们的体型和皮肤更加优美和光滑。但消瘦并不等于美，不可长期节食、过度节食，节食存在导致厌食症的风险，甚至危及生命。健康的体魄和旺盛的精力才是真正的目的。

理性选择代餐

代餐分为全营养代餐食品和非全营养代餐食品。全营养代餐食品是为了满足成年人控制体重期间一餐或两餐的营养需要，代替一餐或两餐，专门加工配制而成的一种控制能量的食品；非全营养代餐食品，则只能代替一餐或两餐中的部分膳食。代餐的特点主要有高纤维、低热量、易饱腹等。

目前还没有代餐食品的国家强制标准，只有团体标准。这项《代餐食品》（T/CNSS 002—2019）的团体标准，是中国营养学会2019年发布，2020年开始实施的。T/CNSS 002—2019规定了适用人群、非适用人群，以及代餐产品营养成分含量的规定和建议。

常见的代餐有代餐粉、代餐奶昔、代餐饼干、代餐棒等多种品类。代餐粉、代餐奶昔按固体饮料的标准生产；代餐饼干则按糕点、方便食品的标准生产。这些代餐产品主要是在配料中使用一些低脂的粗粮替代面粉，同时提高膳食纤维，增加饱腹感。

没有国家标准的问题在一定程度上导致代餐食品行业不可避免地存在产品质量良莠不齐、夸大宣传等问题。代餐食品能量应在200～400千卡，很多代餐食品的营养成分无法保证，长期食用可能会造成营养不良，甚至影响健康。因此消费者在选购代餐时需要关注产品的营养成分表、配料表以及适用人群和过敏原，根据T/CNSS 002—2019的标准进行购买。其实，代餐原本是医院的一种肠内营养剂，用于给消化功能不良的患者提供营养，如管饲。但现在常说的代餐，则主要用来限制能量摄入，用于减重。代餐的作用一是控制热量的摄入，从而消耗体内多余脂肪；二是具有"饱腹感"。减重的基础原理其实就是达到能量的负平衡，使得机体能量的消耗大于摄入。研究证明，补充营养素和减少能量摄入的确是一种较好的减重方式。成年女性每日推荐的总能量摄入量为1800千卡，男性为2250千卡，因此，如果按照每餐能量比例来计算的话，比例最高的午餐所摄入的能量应该是700～900千卡，每份代餐应该是200～400千卡。对于健康的成年人来说，一天减少500千卡的总能量摄入是相对安全且有效的。另一方面，代餐的饱腹感来自代餐粉里的可溶性膳食纤维，遇水后会膨胀，延长胃的排空时间，推迟饥饿感的到来。

代餐的优点是简单方便，更容易设计食谱、核算热量，餐单容易实行，配合营养指导替换不健康食品。但是，代餐只是一种辅助手段，不是必需品，不能以代餐代替一日三餐，只能代替其中的1~2餐。人体需要全面的营养物质和生物活性物质，通常市面上1份代餐产品（代1餐）的热量为200~300千卡，有甚者只有120千卡，代替三餐中的某一餐是可行的，但如果一日三餐都吃代餐产品，总能量摄入量低于800千卡，长期食用则可能造成营养不良、代谢紊乱、厌食症等问题。T/CNSS 002—2019规定了代餐适用于需要控制体重的成年人群，不适用于孕妇、哺乳期妇女、儿童、婴幼儿及老人。如果是病理性肥胖患者或本身患有其他基础性疾病的人群，建议在专业人员的指导下进行合理的食物搭配。

我们知道天然未经过度加工的食物含有各种营养素和有益的植物化学物，代餐和这些食物相比实在没有优势。现在我们学习了这么多营养知识，您觉得还有必要选择代餐吗？代餐是智商税吗？

痛风、高尿酸血症、低嘌呤膳食

痛风是嘌呤代谢紊乱或尿酸排泄障碍所致血尿酸增高，形成尿酸结晶，沉积在关节、肾脏等处，引发关节病变和疼痛的疾病。疼痛发作时，病人痛苦不堪。痛风具有一定的遗传倾向，25%的患者其一级亲属也患有高尿酸血症。痛风也是代谢性疾病，即使不喝酒，高尿酸血症以及痛风与肥胖、高血压、血脂异常、糖尿病、胰岛素抵抗常伴随出现。痛风的发展过程主要有4期，即无症状期、急性关节炎期、间歇期和慢性期。对于无症状期，应该明白如果血尿酸过高（男性＞420微摩尔/升，女性＞350微摩尔/升），持续的时间越长，发病年龄越轻，发生痛风的可能性越大。虽然并不是所有的高尿酸血症都会发展为痛风，但血尿酸升高对机体同样有害。因为尿酸不仅仅是代谢垃圾，它会刺激脂肪的合成，肝脏脂肪堆积（脂肪肝），升高血压，损伤肾脏，引发慢性炎症、胰岛素抵抗以及缩短寿命。但无症状的尿酸升高却常常被人们所忽视。

尿酸升高是人类基因突变的结果。大多数鱼类、两栖动物、哺乳动物甚至细菌可以用尿酸氧化酶将尿酸转化后排出体外，自动降低尿酸水平。可是人科动物、鸟类、大多数爬行动物却失去了这个尿酸氧化酶的源代码，失去了尿酸氧化酶的表达能力。这可能是为适应寒冷和食物匮乏，而演化出囤积脂肪的聪明之举，但是现在含糖丰富的工业化饮食却适得其反，使尿酸堆积在体内无处可去。还记得吗，我们还缺乏一种制造维生素C的酶，除了豚鼠、食水果的蝙蝠、红尾夜莺、灵长类动物和人类，大多数动物都可以用体内的葡萄糖制造出维生素C。不巧的是维生素C是可以降低尿酸产生，促进尿酸排出的。这两种基因突变是否有什么联系？值得我们去思考。

低嘌呤膳食是指限制嘌呤摄入量，降低血清尿酸水平，增加尿酸排泄的膳食。嘌呤代谢紊乱者必须限制膳食中嘌呤的含量。高脂血症患者和肥胖者应限制脂肪和总能量的摄入量。以嘌呤含量少的谷类、蔬菜类为主要蛋白质来源，也可选用奶类、鸡蛋、动物血和海参等动物蛋白。保证蔬菜的摄入量，避免暴饮暴食。肉类煮后应弃汤后食用。无肾功能不全时宜多喝水，每日饮水量保持在2000～3000毫升。

高尿酸血症患者还应该控制以下关键点。

- 限制热量的摄入，应尽量避免高热量的食物。
- 补充一些有降尿酸功能的食物和营养素，如酸樱桃、无糖咖啡、维生素C、富含槲皮素的食物。
- 限制嘌呤的摄入量，一般食物中嘌呤的含量顺序为：内脏＞肉类＞鱼类＞干豆＞坚果＞叶菜＞谷类＞水果。不宜吃脑、肝、肾等动物内脏和凤尾鱼、鲱鱼、鲭鱼、沙丁鱼、扇贝、肉汤、

> 鸡汤等嘌呤含量高的食物。降低牛肉、羊肉、猪肉、加工肉类食用量。

- 减少糖类的食用量，尤其是果糖，如糖果、果脯、蜂蜜、甜水果，不喝甜饮料，包括人工甜味剂的无糖甜饮料。
- 戒酒和养成多饮水的习惯。
- 高质量的睡眠和充足的锻炼。

痛风急性期的患者，要通过药物和饮食双重控制措施才能够生效。食物要选用低嘌呤的食物，但是要保持营养的均衡，同时还应当摄入足够的水分、瓜果、蔬菜等。到痛风的间歇期和慢性期，该阶段的饮食目标主要是将血尿酸值控制在正常范围内，对嘌呤的限制可以适当放宽，如鱼类，采用蒸、煮、炖的方法并弃汤后食用就可以大幅度减少嘌呤的摄入量。

这一章主要针对的问题就是肥胖。减重、改善代谢紊乱、戒掉食物成瘾是现代社会自律性不强的人们最挠头的问题。但当了解了它的成因后，我们发现并不是毫无办法。相反，我们有了很多的计划准备付诸实施。培养更多的爱好、更健康的肠道菌群、低GL饮食、地中海饮食结构、生酮饮食、n-3多不饱和脂肪、有规律适量的运动、改变大量肉食的习惯、增加植物类食物的摄入量……还有第十一章的自噬作用都有助于我们控制食欲和总能量的摄入。人体是一个整体，几个健康的漏洞被修补，对其他漏洞也会有一定的修复作用，但是也不能认为这样就大功告成了。毕竟每个漏洞都有它主要的原因，逐个找到每个漏洞的主要原因，认真修补好才能将整体健康大幅度提升。关注了身材之后，那下一章就关注皮肤的健康。

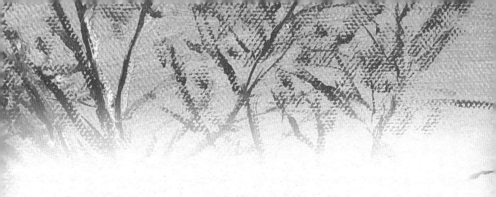

Part
TEN
第十章

延缓皮肤老化

身体发肤，受之父母。不敢毁伤，孝之始也。

——《孝经》

皮肤的结构

当您打开此书，随便翻翻前面九章就迅速跳过，而先读到这一行字的时候，笔者承认设置这一章简直是太值了。因为有人仅因为这一章就花钱买了这本书，也同时说明这一章有多么重要。毕竟这是一个看脸、拼颜值的社会，也可以理解。但您如果通过对皮肤健康的认识而了解到整体健康的重要性，那您买这本书也就值了。另外，介绍皮肤与饮食、营养健康的书也不是很多。皮肤是人体最大的器官，它保护着我们，把坏东西阻隔在外；它给我们触觉，带给我们快乐、疼痛、温暖；它承受紫外线、电脑辐射的炙烤，保护体内的组织免于伤害。一个成年人的皮肤约重5千克，面积可达到2平方米，是一个高度精密的器官。

人的皮肤分为表皮、真皮和皮下组织。表皮是皮肤的最外层。它有3个功能：防止细菌、病毒以及一些化学物质进入机体；防止体内水分流失；

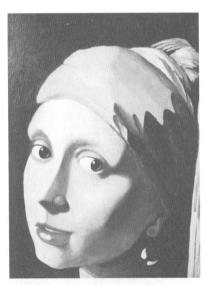

笔者临摹维米尔的《戴珍珠耳环的少女》，从原画可以看出，少女的皮肤结实，无瑕，有弹性，光亮照人，非常健康

感知外界环境。表皮细胞来自表皮最下层的颗粒细胞，它们从内向外逐层生长。当这层颗粒细胞生长到最外层时，它就会死亡、崩解，形成角质层。表皮细胞每个月更换一次，每分钟大概脱落25000个表皮细胞，每小时就是150万个，每天脱落的质量约10克。家里地板上的灰土、书架上的灰尘几乎都是我们自己产生的破碎细胞！这些尘土的主要成分是皮屑，也称"鳞屑"，是由角蛋白构成的角质层碎屑。这些碎屑我们一生要制造约255千克。这个质量与一生吃掉50吨食物、喝掉45吨水，以及产生11吨粪便相比是不是微不足道？但要知道这些角蛋白就是我们摄入食物中的蛋白质在体内转化成的哟，所以食物中蛋白质对于我们的皮肤健康就不言而喻了吧？角质层细胞里的一些蛋白质和脂类到达表皮上层就会崩解，在表皮形成一层天然脂质，称为屏障脂质。这是人体天然的护肤霜和防水层。但我们却用各种"磨砂产品"去掉角质层，这会极大地损伤屏障脂质，使皮肤干燥。除了屏障脂质，表皮外面还有一层酸性涂料。这层涂料来源于汗腺分泌的一些氨基酸、蛋白质和乳酸。因此，皮肤表面呈弱酸性，pH为4.7～5.5，该酸性环境有利于皮肤"益生菌"的生长。每平方厘米皮肤上长期住着上百万个微生物，它们和肠道菌群一样抑制致病菌生长，减少机体发生感染的可能性。可是很多洗脸产品是碱性的，在清洗过程中，会让酸性涂料大量损失，也会让皮肤失去水润和光泽。表皮里还有黑色素细胞，其产生的黑色素能够防止紫外线对皮肤的灼伤。但过度日照会让皮肤产生色素沉着。尤其是女性怀孕时体内激素变化，会有一些色素沉着，如果加上日照不当，则会使色素沉着更明显。在表皮和真皮之间，还有一层是基底层，其连接表皮和真皮，上面的棘层细胞都是它分化而来的，棘层细胞又变成颗粒细胞，颗粒细胞死亡后形成角质层，它们之间还有紧密的细丝把细胞们连接在一起，这些细丝就是胶原蛋白。好比基底层细胞是表皮的新生儿，棘层细胞是活跃的青少年，颗粒细胞是成年人，而角质层细胞失去了细胞

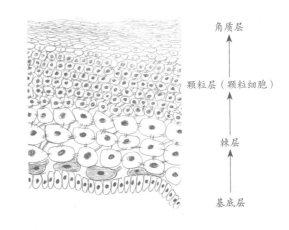

核被角蛋白填充，成了细胞尸体做成的城墙。

角质层

颗粒层（颗粒细胞）

棘层

基底层

基底层细胞具有渗透作用，表皮层没有血管，其营养就是通过基底层将真皮层的养分通过渗透转运到表皮层。但基底层容易受损伤。当基底层损伤时，会有大量的组织液渗入到表皮和真皮之间形成水疱。如果基底层损伤严重，则会形成瘢痕。真皮层比表皮厚一些（大概2毫米），是皮肤的主要结构，它有几个非常重要的作用。

支撑皮肤的形状

真皮层中的成纤维细胞可合成和分泌胶原蛋白和透明质酸，胶原蛋白和透明质酸对于皮肤强度和弹性发挥着重要作用。但随着年龄增长，胶原蛋白和透明质酸会逐渐丢失，皮肤发生老化，出现皱纹。风吹日晒等物理、化学因素都会导致胶原蛋白和透明质酸的断裂、老化和流失。

皮肤传感器

真皮层布满了身体的传感器，还有毛细血管、淋巴管和神经纤维，这种神经纤维很多都和大脑相通。所以，当皮肤损伤到真皮层就会出血和疼痛。真皮层也被称为大脑的前哨，如能感受外界的温度。如果外界气温过低，真皮层会通过神经系统让血管收缩，从而起鸡皮疙瘩防止体温过度丧失。人是特别容易冻伤的，如在4℃左右皮肤就会冻伤。冬天，人们觉得皮肤干燥，外出时会涂很多保湿霜，皮肤表面含水量多，就更容易加重皮肤的冻伤。保湿霜只能在温暖时或睡前使用。冬天气温较低时，尽量不要用保湿霜，要用油性软膏，如凡士林和蜂蜡等。

皮脂腺和毛囊

皮脂腺主要是分泌皮脂。皮脂与汗液混合，再加上皮肤外面的屏障脂质，形成油性层。这有助于使皮肤柔软，让外来生物无法驻留。人体有200万～500万个毛囊，毛发长出的地方就是毛囊，出口就是毛孔。人一生大约会长出8米的头发，每根头发的寿命为2～6年。人衰老以后，头发生长的速度会越来越慢，头发会越来越稀少，毛囊产生的色素也越来越少，这时头发就会变成白色。

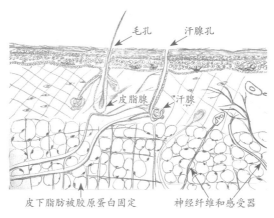

表皮层真皮层毛细血管皮下组织

毛孔因为死皮和皮脂而堵塞，就会形成黑头，加上毛囊感染发炎，就产生了粉刺（痘痘）。粉刺长期出现，称为痤疮。其产生原因就是皮脂腺分泌过于旺盛，导致致病菌大量繁殖。注意不要去挤里面的脓液，否则会对皮肤带来很大伤害。首先，它会留下痘印。其次，挤痘痘还容易造成皮肤感染。在面部鼻、唇的三角区域，如果出现痘痘，更不能挤。这个区域称作危险三角区，这里布满了丰富的血管，浅静脉与深静脉相连并直接进入颅内的静脉海绵窦，且面部的静脉内没有阻止血液反流的静脉瓣，当肌肉收缩时，血液可以反流进入颅内。一旦细菌，如金黄色葡萄球菌随着压力逆行向上，有的人甚至会感染到颅内引起脑膜炎。

有人时常还会发生皮肤红疹、脂溢性皮炎、湿疹、过敏等。这些大多是免疫系统功能紊乱和慢性炎症长期作用的结果，痤疮也一样。过多摄入油脂和糖是发生痤疮、免疫功能紊乱和炎症的一个重要因素。可以摄入低脂低糖类饮食，多喝水、吃新鲜蔬菜和水果来调节免疫力，适量补充维生素A、维生素C、锌，以及食用抗氧化的食物。使用含有维生素A、维生素E、维生素C的护肤霜。尽量戒烟，少摄入酒精、咖啡因、盐、饱和脂肪酸、糖。不要大量饮用牛奶，成人每天不超过200毫升，儿童每天不超过500毫升。避免暴晒，要用温和的油基清洁乳清洗皮肤，而不是香皂。

汗腺和血管是温度控制装置

人类汗腺发达，有300多万个汗腺分布在真皮的深处。汗腺分布最多的部位是手掌和足掌。很多人一紧张，就会出现手汗和脚汗。因为汗腺多，人类的皮肤是动物界散热能力最好的皮肤，这让人类可以长时间奔跑。单看长时间耐力奔跑，犬和大部分动物是跑不过人类的，就是因为这些动物的散热能力不如人类。另外，外界温度变冷，我们的血管会收缩，需减少热量的散失。

皮下组织主要是脂肪组织。健康的脂肪赋予了身体优美的曲线，覆盖了骨骼的棱角，阻隔了寒冷，是天然的缓冲垫和保护层。皮肤直接曝露在外，受到日晒、磨损、外伤、微生物感染、化妆品等的腐蚀；黏膜则在内部，受到吸烟、雾霾、高温食物、反式脂肪酸、肠道不良微生物产生的毒素、食品污染等的腐蚀，可谓内忧外患。还有，随着年龄的增加，表皮会越来越薄；黑色素细胞数量会越来越少，但细胞的体积会增大，形成黄褐斑或老年斑；皮肤受伤更容易出现色素沉着；皮肤的弹性会降低；皮肤中的血管会变得脆弱，容易出现瘀伤；皮下脂肪会减少，更不耐寒；汗腺减少而不耐热；体内水分也会减少，新生儿体内水分为80%，30岁下降至60%，80岁下降至40%，皮肤也会显得更加干燥。我们皮肤面临的形势真的是危机四伏，也真的是劳苦功高，下面我们就了解一下如何保持皮肤的健康吧。

保证胶原蛋白的合成

真皮层富含胶原蛋白和透明质酸，支撑着皮肤的形状。胶原蛋白是一类细胞外蛋白，它像橡皮筋一样连接在细胞之间，赋予了皮肤弹性、柔韧的特性。在维生素C、AGEs和甘氨酸这3个部分提到过胶原蛋白（见第一章）。在皮肤之外的组织器官，胶原蛋白连接腺体、心脏、肝脏、脾脏等的细胞，组成器官；骨骼、牙齿、心脏瓣膜、肌腱都含有大量的胶原蛋白，它使细胞组成结实的运动机器，可以高强度地奔跑和运动。可以说，它是身体的砖头瓦块，把我们塑造成如此的形态。

伤口愈合时形成瘢痕组织，需要合成胶原蛋白（胶原纤维）填充，而新生成的胶原蛋白由比原来更短、更松散的氨基酸链组成，瘢痕组织胶原蛋白的排列也是杂乱无章的。6周之后胶原纤维才能变得更加规则，恢复到原来的70%。一年之后，皮肤的韧

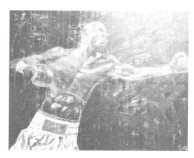

结实的皮肤、血管、肌肉和肌腱、骨骼都需要大量的胶原蛋白来支撑

性才能勉强恢复如初。如果生长得不够平整，就会留下轻微的瘢痕。胶原蛋白由肽链组成，肽链越长，组织就越强韧，但这样的胶原纤维也越难合成。当胶原蛋白合成出来，一端黏附在细胞表面，另一端伸出细胞外，与相邻细胞的胶原纤维缠绕在一起。如果胶原蛋白坚韧有力，则不易生出皱纹，关节更结实，血管也不易破裂出血。如果胶原蛋白是组成身体的砖头瓦块，那还有一种弹性蛋白就是其中的钢筋和弹簧。弹性蛋白是胶原蛋白家庭组织的一员，皱纹主要是由于弹性蛋白流失所致。皮肤、动脉、肺和韧带中弹性蛋白最多。它们可以像橡皮筋一样被拉伸，之后又会收缩回来。胶原蛋白中最多的氨基酸是甘氨酸，其次是丙氨酸、脯氨酸和谷氨酸，赖氨酸对胶原蛋白的稳定性起重要作用。胶原蛋白最初是由3条长链肽缠绕而成的螺旋结构，这个结构称为前胶原，前胶原经过修饰后成为原胶原，原胶原还要经过有序的排列成为胶原蛋白原纤维，再组合形成胶原蛋白，合成这些胶原蛋白需要很多步骤，如果其中出现问题，如在关键的合成期营养不良，最终形成的胶原纤维质量就会下降。当这些劣质的胶原纤维断裂时，皱纹、关节炎甚至循环疾病更易出现。

　　饮食会影响未来合成胶原蛋白的质量。白天胶原蛋白受到磨损、撕裂，夜间会自行修复。如果人们日常经常吃很多导致炎症的食物，如高糖、高脂饮食及油炸食品等，就会增加炎症水平，影响胶原蛋白的自我修复。喜欢熬夜以及饮食习惯不良者受伤后容易出现瘢痕，女性妊娠更易出现妊娠纹，因为炎症会使她们的胶原纤维在修复时更加不规则，频频发生变形。补充足够的优质蛋白质和维生素C就可以满足最基本的需求。糖胺聚糖对胶原蛋白的功能具有一定益处。

　　骨汤、牛肚和肌腱都能提供糖胺聚糖（包括硫酸软骨素、透明质酸、硫酸皮肤素、硫酸角质素等），这种物质附着在胶原蛋白上，可以吸附大量水分。在关节，可以把关节包裹在水分子中，使其润滑；在皮肤，可以使皮肤保持水分；在肌腱，可以使肌腱韧带更加柔韧。

然而，骨汤、牛肚和肌腱中的胶原蛋白并不是优质蛋白质，只要平时吃的蛋白质足够，则不需要额外补充。骨汤、牛肚和肌腱并不能补充钙和矿物质，也不能直接补充我们体内的胶原蛋白。但如果想补充糖胺聚糖类的物质，骨汤、牛肚和肌腱是一个很好的来源。经常吃这些物质，能补充胶原蛋白的组成材料。人体在不断修复与破坏之中，保持建筑材料的充足是必要的。

皮下脂肪组织中存在很多胶原纤维网格，这些网格的重要作用是将皮下脂肪固定，让皮肤"有型"。和男性相比，女性少了很多这种网格，因此，女性更容易出现脂肪团，皮肤松弛后看起来像蜂窝和橘皮。而男性即使有较多的皮下脂肪，也比较紧致，看起来似乎更魁梧强壮。如果胶原蛋白合成充足，这些网格会更加致密，这样皮下组织就更加紧致，身材看起来凹凸有致，面部也更加自然美观。如果合成胶原蛋白的原材料不够或合成受到干扰，皮下脂肪就会成团排列，皮肤就更容易松弛，出现赘肉。高血糖会使胶原蛋白糖化，因此要极力避免"血糖的陡然升高"。维生素A、谷胱甘肽、氨基葡萄糖和$n-3$多不饱和脂肪酸可以减少紫外线对胶原蛋白的损伤。抗炎食物可以使炎症指数降低，使胶原蛋白的修复速度加快（这部分在第一章中详细阐述过）。

为了保持皮肤的弹性、骨骼健康、皮下脂肪紧致，可以适当多喝一些骨汤。骨汤属于低糖食品，棒骨汤和高汤糖类含量甚至小于0.5克/100克。骨汤放在冰箱冷藏后，可以去除上面的动物脂肪，余下的为低脂肪食物（脂肪少于1.5克/100毫升）。骨汤中营养素含量普遍较少，矿物质含量也不多。但骨汤中存在胶原蛋白、硫酸软骨素（软骨汤中含量更高）和透明质酸，因其与氨基葡萄糖、胶原蛋白有配伍作用，可改善骨骼质量，促进关节软骨再生。从动物软骨组织中分离得到的糖胺聚糖具有诸多生理功能，如提高关节润滑能力、降血脂、抗肿瘤、抗炎活性、加速伤口愈合、防皱抗皱等。软骨作为一种结缔组织在动物体内广泛分布，主要由骨内细胞和细胞间质构成，含有丰富的蛋白质、矿物质、胶原蛋白和黏多糖等活性成分，适合作为骨汤的原材料。

防晒与护肤

比较同一个人的臀部和面部皮肤，不可否认臀部皮肤一定比面部皮肤要健康、白嫩、有弹性，堪称"肤如凝脂"。臀部皮肤藏在衣服内，几乎没用过任何护肤品，也不会每天频繁清洗；而面部每天都要清洗至少2次，又涂抹各种精华。同样是皮肤，差别怎么这么大呢？答案是因为紫外线，它是造成这种差异的主要原因。紫外线是阳光中影响皮肤的一种光线。根据波长将其分为3种：一种称长波黑斑效应紫外线（UVA），一种称户外紫外线（UVB），一种称短波紫外线（UVC）。其中UVA的波长比较长，所以它对皮肤的损害相对比较小。UVC对皮肤的损害最大，但绝大多数都被臭氧层吸收了，因此很少到达地面，并不能直接影响皮肤。对皮肤影响最大的是UVB。大量日照会让人变黑，而且还会产生雀斑。雀斑其实是一种屈光性黑色素，当光线照在身体上时，屈光性黑色素就会一簇一簇地产生。日照还是导致皮肤癌的一个主要原因。很多西方人都喜欢日光浴，尤其是白色人种，因此皮肤癌的发生率很高，而黑色人种有大量黑色素的保护，皮肤癌的发生率比白色人种低20倍。然而，人类需要通过阳光照射皮肤，将胆固醇转化为维生素D_3。全球有50%的人会在一年内的部分时间缺乏维生素D，在纬度高的北部地区，以及常年防晒的人群中甚至可以高达90%。因此，适当晒太阳是有必要的，但是要避开面部、胸部和颈部，腹部和背部晒15分钟太阳就可以制造出足够的维生素D_3了。另外，阳光还可以缓解银屑病和异位性皮炎。如果皮肤敏感或无法接触到足够的阳光，一定要注意补充维生素D、鱼肝油及深海鱼等富含维生素D的食物。这部分可以在第四章回顾一下。

大量日照还会对人的眼睛产生不可逆的损伤。长期曝露在日光下，如果不戴护目镜，易患白内障及黄斑变性。视网膜上对视觉最敏感的部位就是黄斑，易发生退行性改变。如果发生黄斑变性，目前没有很好的治疗手段，易导致失明。阴天和一年中的所有季节都有紫外线。所以，应该在阳光明媚的夏日尽量戴太阳镜来保护眼睛。

如何防护光线对皮肤的影响呢？

在每天日照最强烈时（一般在中午11点到下午3点），尽可能待在室内。尽可能减少裸露的皮肤曝露在日光下，可戴帽子、戴防护口罩。特别提醒大家的是，一定要戴上墨镜，以保护眼睛不受伤。

很多人，尤其是女生在外出时都有涂防晒霜的习惯，大家在购买防晒霜时，会看到上面有一个值称作SPF（Sun protection factors），这是防晒霜的防晒指数。SPF值越大，防晒指数越高。涂抹防晒霜还有一个特别重要的问题，就是涂不够。每平方厘米的皮肤上至少需要涂2毫克。除了要看SPF值，还要看有无标注UVA（或PFA，即对UVA的防御能力）数值，因为UVA是影响皮肤老化的一个重要因素。只有同时标注UVA和UVB标识的防晒霜，大家才可以放心购买。

清洗皮肤与护肤时，洁面乳尽可能选择无味、不起泡、不添加任何色

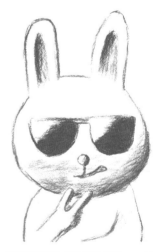

"我要好好地保护我的眼睛，不能让他们知道我的眼睛很小呀。"

素的产品，而且尽可能是偏酸性的，不要偏碱性。碱性的清洁用品容易损伤皮肤的酸性表面。淋浴要好过泡澡，泡澡时间长了会发现手上的皮肤发白起皱，其实这就说明皮肤的屏障被损害了。不要暴力搓澡。洗脸时，尽可能不要用磨砂膏，因为磨砂膏的主要作用是去角质。如果过度地把角质层都去掉，皮肤易丧失更多水分，会让皮肤更加干燥，甚至发炎。

每平方厘米的皮肤上有上百万个微生物，种类有200多种，这些微生物有好也有坏。清洁时最好不要长期使用抗菌皂和抗菌洗手液，它们可能会破坏皮肤上的菌群。去公共场所，包括桑拿间、浴室、游泳池，尽可能穿自己的拖鞋；尽量不要做美甲，如果要去修脚或美甲，一定要使用高温消毒过的修甲工具；要注意足部保湿，经常涂抹一些油性护肤品以防止干裂。因为足部太干燥，皮肤会裂开，也易造成真菌孢子的感染。

护肤的总原则是要选择易吸收、不堵塞毛孔、不含矿物油、接近皮肤脂质的护肤品。矿物油是不能作为护肤品的，因为其是强力的清洗剂，会将皮肤中脂的部分溶解，在清洗时一起洗掉，使皮肤更加干燥，甚至发生湿疹。适当地选用含有尿素的身体乳，因为尿素具有超强的锁水能力，而且无毒。

饮食营养与皮肤

营养状况和饮食习惯对皮肤健康和衰老有较大影响。人体需要适当的营养物质来修复身体组织，特别是代谢周转率高的皮肤、头发和指甲等组织。维生素A能够抗氧化，防止皮肤老化，还负责皮肤的角化，缺乏时皮肤易干燥和粗糙。修复皮肤需要蛋白质，只有摄入足够的蛋白质才能维持正常的组织更新和修复；生产胶原蛋白需要维生素C，维生素C和维生素E又是重要的抗氧化剂。除此之外，B族维生素、维生素D和锌与皮肤健康的关系也非常密切。维生素B_3又称烟酸，若其缺乏会引起糙皮症。烟酸有利于降低血中胆固醇，它和三价铬、谷胱甘肽组成的复合体，可增加对葡萄糖的利用。烟酰胺是维生素B_3的一种衍生物，烟酰胺及其代谢产物可以增强皮肤屏障的结构和功能完整性，还可减轻细胞的氧化应激。局部应用烟酰胺可以减轻氧化应激，减少曝露于紫外线的皮肤细胞毒性、炎症和色素沉着。烟酸在动物肝脏、瘦的禽肉、鱼肉和全谷物中含量丰富。

维生素B_{12}又称钴胺素。维生素B_{12}缺乏是最常见的维生素缺乏症之一，维生素B_{12}缺乏会导致细胞内还原性谷胱甘肽的过度消耗，从而促进酪氨酸酶活性，进一步刺激黑色素细胞分泌黑色素。钴胺素缺乏在老年人、素食者、乳母为素食者的婴幼儿身上较为普遍。维生素B_{12}的来源主要是肉类、动物肝脏、鱼蛋类。植物类食物几乎不含维生素B_{12}。

紫外线辐射会产生活性氧，皮肤的维生素C水平被严重消耗，破坏皮肤的先天保护机制，并使其在光诱导损伤后面临愈合受损的风险。维生素D可以减少紫外线引起的DNA损伤、炎症和光致癌，从而保护皮肤。维生素D有助于角质形成细胞的正常生长和分化，维生素D缺乏在特应性皮炎和银屑病患者中较为常见。维生素D_3可增加神经酰胺的合成，神经酰胺通过反馈回路增强角质形成细胞的分化，这对维持皮肤屏障的完整性和角质层的渗透性很重要。有研究证实，在饮食中补充维生素D可以改善这些疾病中雄激素性脱发和休止期脱发的症状。

锌主要参与表皮角质形成细胞的增殖和分化，锌缺乏症存在于一些皮肤疾病中，包括皮炎、自身免疫性疾病和黄褐斑。缺乏锌还会导致皮肤修复能力降低及伸张纹（如妊娠纹和肥胖纹等）的产生。口服或外用锌一直用于治疗溃疡和伤口，以提高伤口愈合率。

除此之外，还要注意以下几点。

不饮酒

不饮酒尤其是红酒，它含有一种成分称为酪氨。酪氨会阻碍组胺的代谢，在皮肤上引发红色丘疹。此外，酒精还会直接影响大脑中的垂体。垂体分泌一种激素，称作垂体后叶加压素。这种激素可减少尿量分泌。人在入睡时，正常人很少起夜，因为入睡时，垂体后叶加压素的分泌比较多，所以减少了尿意。酒精会阻碍垂体分泌垂体后叶加压素，这就是喝了很多酒的人总是上厕所的原因，同时会导致钙、镁的流失和脱水，也会影响睡眠。

酒精代谢的一些产物会沉积在身体里，大量饮酒后，第二天早上起来，会面部水肿、黑眼圈、头痛。同时，酒精还会消耗体内锌、维生素D、维生素A、叶酸和B族维生素，从而更易引起皮肤发炎、感染，影响皮肤的愈合能力，常见的有酒渣鼻。

不吸烟

吸烟者的面颊和口部特别容易松弛，而且法令纹也比较深刻。长时间接触烟雾，上唇会出现很多很深的小细纹。吸烟会加速皮肤胶原蛋白和透明质酸的流失。所以，吸烟者的皮肤更容易老化、变薄。

尽量不要选择纯素食

如果您是因绝对素食而导致蛋白质不足，机体就会缺少足够的氨基酸来形成细胞和胶原蛋白。缺乏蛋白质者的面部没有光泽，头发枯黄，容易出现骨质疏松。

摄入抗炎、抗氧化食物

例如，新鲜的蔬菜和水果（如胡萝卜、彩椒，尤其是番茄）。

摄入n-3多不饱和脂肪酸

它主要指EPA和DHA，在高质量的海鱼中含量丰富。每一两周选择吃一次深海鱼，如鳕鱼、金枪鱼，这些高质量的深海鱼都能提供很好的n-3多饱和脂肪酸。

保持良好的肠道菌群

维系肠道健康对皮肤来说是非常重要的。酸奶富含大量的肠道益生菌，能改善肠道菌群失调情况。经常喝酸奶的人，不但骨骼质量比较好，肤色也比较好。另外，保持优质蛋白质、甘氨酸、维生素C、维生素A、维生素E和锌等营养物质的足量摄入。鱼油、坚果可以使皮肤、头发更光亮。

这一章都是干货，也有很多重要的知识来自健康的7个底层病因漏洞。希望您在阅读之后，能有所收获。如果您直接翻到"第九章　减重——控制食物成瘾"，那您也别忘了看看前七章的内容。皮肤的健康最先反映人的衰老程度。血液循环良好、代谢平稳、饮食平衡、睡眠充足、生活方式规律以及肠道菌群健康都会使皮肤光泽、富有弹性。健康的问题是互相加重的，上面任何一个问题出现，都会反映在皮肤的健康上，只有解决掉大多数问题才会拨云见日，单单去解决一个问题，绝不是长久之计，更不能延年益寿。

Part
ELEVEN
第十一章

衰老与寿命

人生一世，草木一秋。

——冯梦龙［明朝文学家、戏曲家］

凡食，温胜冷，少胜多，熟胜生，淡胜盐。

——蒲虔贯［宋代养生学家］

自然倒计时

进入21世纪以来，全球人口平均预期寿命从2000年的66.8岁提高至2019年的73.3岁，我国人均预期寿命为77.3岁，在全球各国中排名第43位。人均预期寿命最高的是日本83.7岁，其次是瑞士83.4岁，排名第三的是新加坡83.1岁。但人们可能不满足于这个数字，还希望更多。因为今天人的寿命除了基因和意外因素，更多是由其生活方式所决定的，而不是大规模的战争和高致死的瘟疫。我们对寿命不再无能为力，相反，我们在现有基础上有了更多可以提升健康的知识和技术。对于健康每天人们都在做各种选择，而这些选择正在构成未来的最终结局——寿命。一般认为60岁或65岁以上的人群为老年人，但衰老是人一生经历的过程，任何年龄段的人都应该关注衰老，尤其是年轻人，因为越早关注，收益才越多。

寿命是机体从出生，经过生长发育到成熟，最后衰老和

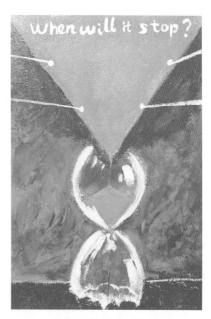

我们出生就在进行着倒计时

死亡的时间。衰老是由多因素引起、多种机制联合作用而导致的。这是一种缓慢不可逆的组织和器官功能的衰退。肝脏是人体的化学工厂，在这里可以制造胆汁，合成凝血需要的材料，储存一些糖原和脂肪，对抗有毒物质和酒精……60岁时，血流会降低到原来的一半；80岁时，肝细胞就只有40岁时的一半；90岁时，肝脏总质量只有30岁时的一半，肝脏成分大都被脂肪所替代。肾脏在40岁时质量最大，达到400克，肾脏由微小的肾小球组成，它们能过滤体内的肌酐、尿酸和尿素等代谢废料，形成尿液并排出体外。从20岁时，肾脏的过滤能力开始下降；到80岁时，肾小球的数量只剩下50%，肾血管也变得僵硬，肾脏的过滤能力显著下降；如果活到90岁，它会慢慢缩小到300克。随着衰老的进展，全身的胶原蛋白减少得更多，骨骼更加脆弱，关节发生退化，关节滑液减少，软骨磨损，关节面像是被小狗啃过的骨头，发生关节炎，甚至需手术置换关节。肌肉逐渐萎缩，身体更加虚弱，平衡能力减弱，容易跌倒。40多岁眼睛开始远视（老花），眼泪较少，易发生眼干，白内障逐渐显现。血液循环逐渐变慢，动脉硬化，血压升高，升高的血压又进一步使心脏、大脑、肾脏和肺脏的血管硬化。肺脏更易发生感染，肋骨更薄弱，呼吸时胸腔扩张和收缩的幅度变小，老人会感到疲乏、气短。

随着年龄的增加，单核-巨噬细胞在衰老个体中表现为促炎症因子生成增加，即炎症衰老，而对外界刺激反应减弱；CD4$^+$和CD8$^+$T细胞中CD28蛋白的表达呈增龄性减少甚至消失，免疫应答下降；B细胞数量减少，老化B细胞的抗原捕获和抗体产生存在缺陷。衰老导致先天性免疫和适应性免疫细胞的表型和功能发生多种改变，同时伴随慢性低度炎症，使老年人代谢性疾病和自身免疫性疾病、癌症和神经系统疾病发病率逐渐增加，一般的感染容易引发严重的感染性疾病。这也就是为什么传染病的重症患者更易发生在老年人群体中。

衰老诱发疾病的发生，反过来疾病也可以加速衰老。然而，自然衰老也可以不引发严重的疾病。自然衰老导致的死亡，没有过多的病痛，这就是人们常说的自然死亡或无疾而终或老衰死。现代人寿命一再延长，但由于慢性疾病，50岁以上的人群中有一半患有慢性疼痛或更严重的症状。寿命虽然延长了，但生命质量并没有提高，高质量的生活并没有延长。因此，目前理想的生命过程应该是在没有病痛的前提下，减慢衰老，延长生命过程。发生衰老的理论有很多，达到300多种，随着科技发展还在增加。大致归纳为三大类：基因突变类（基因慢慢失灵，错误的编码导致细胞失控）、机体磨损类（由于身体长时间使用，一些部件磨损报废）、细胞废物积累类（细胞内的垃圾过多，导致细胞功能失调）。1961年，美国生物学家伦纳德·海弗里克发现体外培养人体干细胞只能分裂50次，之后就会失去分裂能力，直到死去。这一现象被称为"海弗里克极限"，也是通过这个极限估算人类的寿命极限为120岁。显然这并不是一个特别有说服力的计算方式，因为体外实验还不能完全说明这么重要和复杂的问题。但目前在我们可观测范围内，120岁大致是接近人类寿命极限的。细胞内似乎有一个计时器，为自己的死亡进行倒计时。我们现在知道这个计时器的两个重要零件就是端粒和端粒酶。端粒是真核生物染色体线性DNA分子末端的结构，形态学上，染色体DNA末端膨大成粒状，像两顶帽子那样盖在染色体两端，因而得名。端粒在细胞复制过程中起防止DNA序列丢失的作用，避免DNA受到损伤，有效防止染色体间末端重组、融合和染色体退化。端粒的DNA序列由重复序列组成，并包含6种蛋白质而形成的复合体，维持染色体和基因组的稳定性。然而，随着细胞分裂次数的增加，每次染色体复制后，端粒的长度会被磨损而逐渐缩短，当端粒消耗殆尽，细胞就会立即启动凋亡机制。端粒的长短与端粒酶有关。端粒酶是由RNA和蛋白质组成的复合体，属于一种专一的依赖RNA的逆转录酶，能以自身的RNA为模板，合成染色体末端的端粒DNA，弥补细胞分裂时端粒的丢失，维持端粒的长度，保持染色体的动态平衡。因此，端粒、端粒酶和细胞衰老关系密切。

压力、抑郁、偶尔一次或长期过量的运动、睡眠不良、昼夜颠倒、肥胖、不良的人际关系和童年的不良经历都是磨损端粒的因素。而对这些因素

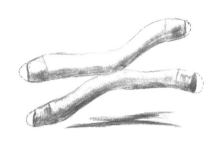

端粒就像是保护DNA的帽子

的改善都是我们能做到的。例如，有氧运动，每周至少进行3次，每次45分钟，坚持6个月，端粒酶活性就会提高1倍。高强度运动与修复运动交替以及力量训练都会使端粒磨损得更慢。

哥斯达黎加医疗条件很差，在哥斯达黎加最贫困的科尼亚半岛，肥胖和高血压患病率都比较高，但居民的寿命却长，端粒也长，这可能与他们更紧密的社会和家庭关系有关。如果他们独居生活或与子女每周见不上一次面，端粒长度的优势就会消失。由此可见，亲密和谐的人际关系确实能改变人们的寿命。奥地利心理学家阿德勒曾说过："幸福的人用童年治愈一生，不幸的人用一生治愈童年。"2000年，一位神经学家到罗马尼亚一个孤儿院进行调查。他发现这里的孤儿都被安排在方格子的婴儿床上。虽然他们有吃有穿，但是他们缺少关爱。无论他们怎么哭闹都没有人理会，更不可能有人去抱一抱、哄一哄。在这种情况下长大的孩子平均智商只有74，接近智力残疾，他们的端粒也更短。对于猴子的研究也发现，母猴带大的猴子和人工饲养的猴子端粒水平也不一样。那些母猴带大的猴子端粒更长。所以，童年经历对端粒长度的影响非常重要。我们应该温柔地对待孩子，让他觉得很舒适、很安全，要给予孩子足够的爱。孩子出生后，接触的第一任老师就是父母。从3岁至13岁，接触时间最长的莫过于幼儿园老师和小学老师了。孩子不能像成年人一样处理自己与"权威"的关系，

遇到冲突，只能内心惶惶不安，也不能排解这种心理。当孩子与"权威"的关系一旦不融洽，就很容易激发孩子心理的扭曲。一位小学老师曾说："摧毁一个孩子特别简单，只要3次打招呼不理就够了，这孩子便再也抬不起头来。"这话很值得反思，老师需要理解孩子的行为，同时家长也要注意孩子的心理变化，在孩子心理崩溃前进行疏导。为了避免出现"摧毁孩子"的悲剧，家长需要相信孩子、理解孩子，并与孩子一同应对压力、对抗困难，做孩子坚实的后盾。父母要帮孩子学会自愈，提高处理与他人关系的能力，学习钝感力，培养一些能持续终身的爱好，一点点放手、撤退，直到孩子独立走入社会。

旧事重提：自由基与炎症

衰老另一个被广为接受的机制就是自由基清除理论。随着衰老的进展，人体几乎所有的器官（如心脏、肝脏和肾脏等）都受到氧化应激带来的伤害，继而逐步出现炎症反应。由于炎症因子的释放又加重了氧化应激，在这样长期的内部磨损下，酶的活性降低，细胞功能下降，组织器官中细胞死亡增多，细胞数量减少，干细胞被消耗，导致脏器萎缩，功能下降，直至机体衰竭死亡。

氧化应激及炎症在机体的生理过程和病理过程中存在联系。机体处于炎症和氧化应激状态时，日常食用的天然抗炎或生物抗氧化活性物质能够进行外源性调节（见第一章），从而减少机体受损，达到预防慢性疾病及延长寿命的目的。许多研究已经证实植物化学物具有延缓动物衰老、增加寿命的作用。如白藜芦醇可延长果蝇和低等鱼的寿命；茶多酚增加抗氧化酶活性从而延长果蝇寿命等。由于这些全生命周期的长期实验无法在人群中实施，只能通过观察进行研究，得到的结论一般是"某营养素、某膳食结构、某种生活习惯等降低了某种癌症的发病率或全因死亡率"。顾名思义，全因死亡率就是各种原因导致的死亡的意思。因此，"全因死亡率"是研究营养、膳食习惯、生活习惯与慢性疾病关系最综合、最稳定的指标。

机体的寿命受多种因素影响。食物是生命的基础，它与各种疾病的发病率、死亡率和各种健康事件密切相关，也是影响寿命的重要因素。研究表明，长期的高脂膳食饮食、高糖饮食、高蛋白质饮食或高能量饮食都会加重机体慢性炎症和氧化应激状态的程度，导致许多慢性疾病，如肥胖、糖尿病、高血压、高脂血症、阿尔茨海默病、骨折、癌症等的发生，缩短寿命。如果减少这些疾病的发生，将使寿命至少延长10%。

少吃一点，活久一点

体形苗条匀称的人，长寿的概率要高一些，主要原因在于限制能量——对摄入能量的自律。限制能量并不是节食，而是严格按照身体的需要量摄入，保持适宜的体重。采用小份进食的方式可限制总能量摄入；还有，效果比较好的是每周禁食（断食）一天，这一天保持极低热量摄入，只吃含水分大的蔬菜，或每餐吃得很少。肠道中一天或多天的无脂肪摄入可使迷走神经末梢恢复或降低对食欲激素的敏感性，如胆囊收缩素或瘦素，也可以使下丘脑的敏感性恢复正常。这种方式起作用的一个原因很可能是"细胞自噬"。

早在20世纪60年代，比利时科学家克里斯汀·德·迪夫发现细胞里面有一些专门的小隔间（细胞器），包含消化蛋白质、糖类和脂肪的酶，后来把这个专门的小隔间称为溶酶体。它是一个流动的、充满酸性溶液的密室。在溶酶体内部发现一种新型的囊泡，负责运输细胞物质，进入溶酶体，进行降解，这个囊泡被称为自噬体。

每天身体里会产生很多代谢废物，通过肾脏排泄出去。而衰老、损坏的细胞器，通过细胞自噬体清除。衰老、损坏的细胞器就是细胞内累积的垃圾，这正是人类衰老的第3类原因。

细胞自噬是细胞在缺氧、饥饿等条件下，主动通过自我分解受损、变形或失去功能的蛋白质和细胞器的办法，来维持细胞内环境健康和基因组稳定性的一种方式。也就是说，细胞在饥饿时，能自行降解，把自身受损、衰老后的细胞质蛋白和细胞器打碎成最基本的原材

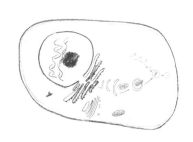

自噬体将损坏的细胞器运送到溶酶体回收利用

料再输送到细胞质中，供细胞重新利用。自噬就像吸尘器一样，对细胞进行清理，保持细胞内环境的清洁和功能的健康。

细胞自噬何时启动？进食时，胰岛素上升，胰高血糖素下降；饥饿时，胰岛素下降，胰高血糖素上升，胰高血糖素上升的过程就会刺激细胞自噬。饥饿剥夺了身体需要的能量，可激发细胞自噬。自噬的作用就是细胞在养分不足时做出的反应，这时自噬体开始活跃起来，检查有无受损的细胞器，诱杀癌变的细胞，清除异常的线粒体，分解脂肪细胞供能（减重）。断食不仅可以激发细胞自噬，启动细胞的自我修复功能，还能刺激生长激素的分泌，能够刺激机体再生细胞。相反在进食时，自噬就停止，尤其是摄入高糖类食物之后，胰岛素水平上升，胰高血糖素下降，自噬瞬间就停止。很少的进食量就会让自噬停止。

断食好处1：降低胰岛素、升高生长素

断食最大的好处就是可以减脂。断食期间脂肪代谢顺序是：血脂—内脏脂肪—皮下脂肪—蛋白质。间歇性断食可以减去身体脂肪，同时降低胰岛素水平，提高生长激素水平。生长激素可以促进脂肪分解，并保留肌肉量。

胰岛素是刺激储存脂肪的激素，如果胰岛素释放多，那么人也容

易发胖。断食期间，因为缺乏糖原，人体由糖供能模式转变为酮供能模式，不再需要胰岛素去降低血糖，胰岛素分泌量也大幅下降。短期断食可以使胰岛素水平降低20%～30%。此时胰岛素稳定地处于较低浓度状态，由此慢慢改善了细胞对胰岛素的敏感性。

断食好处2：启动自噬，减少炎症与生病的线粒体

断食可以引发自噬，清除机体受损的、老化的细胞和细胞器，启动机体的清洁功能。断食也会减少促炎细胞激素的浓度。乳腺癌和前列腺癌就是受激素调节影响的癌症，早点吃晚饭，睡前2～3小时禁食，发生乳腺癌和前列腺癌的风险可下降20%。功能紊乱的线粒体如果不及时清除，会使相邻线粒体也受到损伤。为了应对这种应激，机体演化出了线粒体自噬，它可以介导受损线粒体的选择性清除，避免对细胞造成损伤。如果您想要检验自噬的效果，享受断食给身体带来的好处，在尝试轻断食时，尽量只吃一顿，且少吃一点儿，让晚餐和次日早餐时间隔久一些，最好达到12～16小时。轻断食的热量是500千卡，这些食物可以一餐吃完，其余时间只喝水。如果不想轻断食，还有一种办法可以启动自噬，前一天16点吃晚餐，第二早上8点吃早餐，这两餐之间不吃零食，时间间隔为16小时，午餐和早餐可以适当多吃一些。这样还可以一日三餐进食，也不会太饿。其实一日两餐也是可以的，毕竟一日三餐是宋朝之后才出现的事，此前，古人都是一日两餐的。由于工业化的出现，食物的生产更加快捷、廉价，一日三餐才成了人们补充

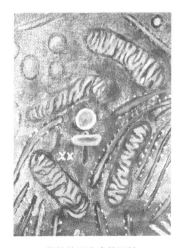

线粒体是生命能源站

能量的标配方式。但即便这是一种可行的饮食方式，也是从安全方面考虑，这样的"限制"吃法只能针对完全健康的成人，对于老年人、儿童、孕妇，以及有基础疾病者并不适用。因为每个人的疾病倾向和体质特点都显著不同，骤然改变的话有些人可能难以适应，一定要在医生和营养师的指导下尝试。

少吃糖

有更加长远的目标，就要付出更多的努力。对于很多人来说，不吃甜食是一项不可能完成的任务，不仅因为在超市很难找到不含糖的零食、面包，几乎工业生产的食品都含有大量的糖，而且非常甜，还因为人们本能地对糖有着一种渴望（上瘾）。但如果您真的戒掉了糖，就会发现您的生活会更有乐趣，您更容易保持健康的身体，血压、血脂、关节、体能等都会有所改善。饮食也要清淡少盐、不吸烟、不饮酒。吸烟饮酒而高寿的人幸运地拥有健康而强壮的基因，但这并不是我们每个人都可以下赌注的地方。当然，有一些各方面注意的人也会很早地发生疾病甚至死亡，但我们所提及的健康因素和不健康因素都是基于概率统计，我们不能想当然地用几个、几十个个例来推翻基于几十万人的研究结果。诚然，科技的进步过程也伴随错误，甚至倒退，但是总体方向我们是可以信任的。以胆固醇和鸡蛋为例，科学家一开始发现胆固醇是心脑血管的风险因素，于是有人提出鸡蛋含有胆固醇应该禁止。但是十几年过去了，又发现胆固醇大多是由人体自身代谢紊乱合成的，少量鸡蛋并不会升高血液胆固醇，也不会增加患心脑血管疾病的风险，于是鸡蛋又重新回到了餐桌。只是注明了一下，患有高胆固醇血症的患者应减少食用。因此，大家也不要过于敏感和迷惑，科技的发展是一个艰难的过程，一定会有一些小小的插曲，不要因为这一瑕疵而放弃对它的信任。

降低同型半胱氨酸的水平

维生素B_6、维生素B_{12}和叶酸的缺乏可以使同型半胱氨酸的循环变得缓慢，升高血中同型半胱氨酸的水平。每日补充1.6毫克维生素B_6、2.4微克维生素B_{12}和400微克烟酸就可改善这个代谢途径。大豆、菠菜、油菜、竹笋、葵花子、全谷物、动物肝脏、鱼肉和禽肉都含有这些维生素。

坚持运动，做家务，多走坡路（不是台阶），锻炼腰腿的运动（不做剧烈运动），有规律的运动可以将寿命延长数年，身体细胞内的线粒体数量也会增加。每周做3天有氧运动，使心率达到最大心率的80%，每次45分钟。走步、游泳、跑步、跳舞等都可以。有氧运动可以降低胆固醇水平、脉率和血压，促进心脑血管健康，改善脑功能，维持正常的血糖水平，减少心理压力。进食具有多重保护作用的食物。在均衡饮食的基础上，多吃豆类食物（尿酸高者少吃），每天保证吃500克蔬菜，且应该是新鲜蔬菜。每餐中至少一半比例是蔬菜，适当吃生蔬菜，尽量选择颜色深的蔬菜，如西蓝花、番茄、羽衣甘蓝、大蒜、葱、芹菜、胡萝卜等。马铃薯、山药、芋头、南瓜、藕、菱角、荸荠等含糖类较高，如果食用，作为交换，应适量减少主食的量。不暴饮暴食，进食时细嚼慢咽，养成七分饱的习惯，饮高质量的水。

适量饮茶

绿茶中茶多酚的主要组成成分——EGCG，具有酚类抗氧化剂的多种功能。EGCG对肾上腺癌、膀胱癌、乳腺癌、宫颈癌、结直肠癌、食管癌、胃癌、肝癌、肺癌、口腔癌等多种肿瘤细胞均有体外抗癌作用。EGCG不仅可以抑制癌细胞的生长，还可以抑制肿瘤的发生。动物实验表明，EGCG能抑制异种移植瘤的生长和侵袭，降低肿瘤的体积和大小，抑制肿瘤血管生成，促进肿瘤细胞凋亡。因此，EGCG可能成为治疗人类癌症的一种潜在化学药物。EGCG还可以抑制脂肪细胞分化、脂肪生成和增殖，诱导脂肪细胞凋亡，促进脂肪分解。在动物研究中，EGCG对肥胖的影响，包括降低体重、脂肪质量，降低肝脏和血浆中总脂质、胆固醇、甘油三酯水平及改善葡萄糖稳态（增加的葡萄糖耐受性，降低血清葡萄糖和胰岛素抵抗）。EGCG抑制活性氧的形成，并降低由氧化应激引起的损害。据报道，EGCG可以有效抑制血小板氧化应激诱导的蛋白酪氨酸硝化，并且作为抗氧化剂可以改善线粒体的功能。EGCG可产生少量的反应性氧物质，激活相应的信号通路，唤起相应的保护机制，呈现其抗氧化作用。EGCG可以抵抗高脂膳食模式所带来的缩短寿命的负面效果，在一定程度上达到延长寿命的作用。一般健康成人宜控制饮茶量为4～12克（干茶），泡茶用水为每天200～800毫升。最适宜的泡茶水温为80～90℃。但不要喝热茶、浓茶，饮用热饮会增加消化道癌的发病风险，饮茶温度不要超过56℃。

有关长寿的故事

《日本长寿村和短命村》的作者近藤正二教授，历时36年走访发现：决定健康长寿的是饮食生活，慢慢地享受进餐很重要；从事体力劳动者长寿；多吃大豆制品者长寿；多吃海藻者长寿；吃大量蔬菜者长寿；吃鱼过多而很少吃菜的是短命村；吃肉过多的是短命村；吃米饭过多的村子是短命村；吃水果过多的是短命村；吃盐过多的是短命村。这些生活习惯中蕴含着一定的实践根据。

人活到110岁的概率是700万分之一，女性比男性的寿命更长，女性活到110岁的概率是男性的10倍。截至目前，世界上寿命最长的人是法国阿尔勒的珍妮·路易斯·卡尔曼，她1997年去世，享年122岁

164天。其父亲是造船商，丈夫是商人，她从未工作过，她活得如此长久，甚至在15岁时还见过画家梵高。她比自己唯一的女儿多活了63年。1965年她已经90岁了，法国陷入经济危机，她与一位律师做了一笔交易，她同意将房子卖给这位律师，但自己保留居住权直到去世，房子才可以让给律师，律师则每个月给她2500法郎。律师认为90岁的老太太很快就会离世。然而，30年过去了，他付给卡尔曼90多万法郎，自己却没等到入住的那一天，就先离开了这个世界。对于律师来说，这可能是他一生中最不划算的交易了。

日本人木村次郎右卫门于2013年去世，享年116岁54天。他退休前是一名公务员，过着平静的生活。退休后到京都附近的一个村庄生活，他一直遵循着健康的生活方式。人类活到80岁基本上遵循健康的生活方式就可以达到，但是要想活得更久那就是"生而不平等"的基因问题了。有一个有趣的现象，一听到医生、养生专家过早去世的消息，有人就会再次质疑"健康方式没什么用"，甚至兴奋地得出"抽烟喝酒更健康"的结论。实际上，医生的工作压力非常大，相对于其他职业，医生并不是更有利于长寿的职业，不要以点带面地看问题。健康长寿是我们追求的理想，理想毕竟是理想，我们的基因、生活环境、影响健康的意外事件、感染都是一些潜在的不利因素，生活方式只是其中我们可以控制的一类罢了，因此这个理想不一定能够实现。但我们如果抱着"我努力健康生活，理想能否实现，让它随意"这样的想法去生活，恐怕就不会总是想"这样的健康生活少了很多生活乐趣""不如及时行乐""得过且过"的患得患失了。

对于老年人来说，跌倒可能是致命的。站立穿裤子、上卫生间、雪天走路滑倒、下车下楼、登高、爬梯子、登山等都可能使人跌倒。跌倒可能造成各种骨折，如髋骨骨折、肋骨骨折、颅骨骨折、股骨头骨折、脊柱压缩性骨折……过了60岁就不要再爬梯登高，保持健康体重，加强下肢锻炼和重新设计家居预防跌倒的风险。还有就是预防突如其来的流感病毒、细菌性肺炎……更少的基础疾病、更舒适稳定的生活环境和健康的免疫力也是平时需要特别关注的。

进步的医疗技术使人的寿命延长了，却没有很好地提高生活质量。没人想躺在重症监护室（ICU）内，每天用高昂的医药费延长充满痛苦的生命。其实人老之后，更需要关注的是生活质量。减少慢性疾病的症状，让生命在衰老中度过，保持尊严，不给陪伴我们一路偕行的亲人添麻烦。生命的终点是人最大的恐惧，也无法回避，面对衰老和死亡不忌讳，大胆去考虑自己最终的问题就是一种境界。老年是体力和精力快速衰退的阶段，认清自己的健康状况，有助于人们更好地把握自己的人生和决定。

每一分钟我们都在描绘自己的未来，现在您应该做的是重建好的生活习惯，而不是因为放弃不良的生活方式感到遗憾，或者企图寻找更加简便的健康方式。如果您希望存在有一种变得健康的简便方法的话，那您一定会失望。一个决心改善自己身体健康的人，就要具备改变不良习惯的意志力，以及长期主义的思维。在没有病痛的前提下延长寿命是我们的目标，需要我们付出长期的努力。前十章都是在讲预防疾病，而这一章是在前十章基础上需要做更深入和长期的努力。未来，随着更多的医学发现和数据的积累，将会有更加精准的指导和提示帮助人类减少疾病和痛苦，从而延长寿命，达到无疾而终。

附录

不同食物的作用：系统综述与Meta分析的循证研究发现结果

食物	研究结果
蔬菜	
大蒜	大蒜摄入降低了结直肠癌（CRC）的风险[1,2]，也降低了胃癌的风险[3]。大蒜摄入对糖尿病患者的空腹血糖、糖化血红蛋白和血清果糖胺具有更多益处，大蒜摄入量与高血压患者的血压降低有关[4]。大蒜可以降低血脂水平和血糖参数，对心脑血管疾病和糖尿病患者具有治疗效果[5]。补充大蒜可以减少腰围[6]。大蒜补充剂显著降低了天冬氨酸转氨酶（AST）水平[7]。补充大蒜可以降低循环C反应蛋白的水平[8]，具有抗炎作用。大蒜摄入量有降低总胆固醇（TC）和低密度脂蛋白（LDL）作用，特别是在心脑血管疾病患者中[9]。总结：大蒜具有抗炎、改善血糖血脂、改善肝脏功能、改善高血压、改善脂类代谢的作用
葱属类	较高的葱属蔬菜摄入量可以降低非消化道癌的风险[10]。葱类蔬菜可显著降低卵巢癌风险[11]。摄入葱属蔬菜可降低乳腺癌的风险[12]。总结：葱类蔬菜可降低乳腺癌与卵巢癌的风险
十字花科蔬菜	十字花科蔬菜摄入对胃癌、肺癌、子宫内膜癌和全因死亡率的有益影响有关[13]。十字花科蔬菜摄入量的增加可降低结直肠癌的风险[1]。食用十字花科蔬菜与降低全因死亡、癌症和抑郁症的风险有关，每增加100克/天与全因死亡风险降低10%[14]。总结：十字花科类蔬菜可降低胃癌、肺癌、子宫内膜癌、结直肠癌风险，降低全因死亡率，具有多重健康收益
番茄	番茄摄入量的增加可降低结直肠癌的风险[1]，番茄摄入量与全因死亡率、冠心病死亡率、脑血管疾病死亡率、前列腺癌和胃癌呈负相关[15]。食用番茄可以使总胆固醇、甘油三酯和低密度脂蛋白显著降低，高密度脂蛋白水平升高[16]，可以少量降低低密度脂蛋白胆固醇[17]。番茄的摄入量能显著降低血清肿瘤坏死因子α水平[18]。总结：番茄降低结直肠癌、胃癌、前列腺癌的风险，降低全因死亡率、冠心病死亡率、脑血管疾病死亡率，改善血脂和炎症

续表

食物	研究结果
马铃薯	较高的马铃薯摄入量与较高的糖尿病风险有关[19]。较高的马铃薯摄入量与血压和体重风险增加有关[20]。煮沸食用马铃薯，可能会使糖尿病的风险略有增加[21]。总结：马铃薯增加糖尿病、高血压和肥胖的风险
胡萝卜	食用胡萝卜可以降低患肺癌的风险，特别是对于腺癌[22]
洋葱	补充洋葱有利于控制血脂异常，包括提高高密度脂蛋白胆固醇（HDL-C）、低密度脂蛋白胆固醇和总胆固醇的水平，但不能降低甘油三酯（TG）水平[23]
生姜	补充生姜对血压有良好的影响[24]。生姜摄入降低了体重、腰臀比、臀围比、空腹血糖和胰岛素抵抗指数，并增加了高密度脂蛋白胆固醇，但不影响胰岛素、体重、甘油三酯、总胆固醇和低密度脂蛋白胆固醇水平[25]。对于原发性痛经，生姜有效减轻了疼痛强度[26]。生姜补充剂改善氧化应激水平[27]。生姜在治疗偏头痛患者方面有效[28]。生姜对术后恶心和呕吐的预防有效[29]。与对照组相比，2型糖尿病患者补充生姜后血糖、糖化血红蛋白、收缩压和舒张压显著降低，而血脂没有显著变化[30]。生姜在降低循环C反应蛋白、高敏C反应蛋白、肿瘤坏死因子α水平方面具有显著影响[31]。补充生姜可降低2型糖尿病患者的炎症参数[32]。生姜可以减少术后恶心，但在术后呕吐、术后恶心呕吐和止吐药物使用率方面没有显著差异[33]。生姜可用于治疗化疗引起的恶心和呕吐[34,35]。生姜可以改善脂肪肝的胰岛素敏感性以及降低肝脂肪含量[36]。总结：姜有止吐、改善痛经的效果，改善糖脂代谢、炎症、胰岛素敏感性、血压以及脂肪肝
肉桂	对于原发性痛经，肉桂有效减轻了疼痛强度，缩短了疼痛持续时间[26]
茴香	茴香可有效减轻痛经的疼痛强度[26]

续表

食物	研究结果
水果	
苹果	苹果或苹果多酚的摄入与心脑血管疾病风险的降低有关[37]。苹果可以改善血液中的胆固醇水平[38]。苹果的摄入量显著降低体重和心脑血管病的风险[39]
梨	增加梨的摄入量可降低体重[39]
樱桃	樱桃汁有助于改善血压[40]、抗炎和抗氧化能力以及血流量增强作用来增强耐力运动的效果[41]。酸樱桃降低血中C反应蛋白的水平(抗炎)[42]。樱桃摄入量降低痛风发作风险[43]。总结:樱桃具有降低痛风发作、抗炎抗氧化、改善血压的作用
葡萄	葡萄增加成人胰岛素敏感性[44]
石榴	石榴汁可显著降低白细胞介素-6[45],改善一些氧化应激因子[46]。石榴有益于减轻体重、血压、血糖、甘油三酯、总胆固醇和低密度脂蛋白胆固醇。此外,它可以增加高密度脂蛋白胆固醇水平,改善胰岛素抵抗[47]
黑加仑	食用黑醋栗(黑加仑)运动表现有所改善,有效剂量在105~210毫克的总花青素之间[48]
沙棘	沙棘补充剂仅在脂质代谢异常的人群中降低脂质[49]
草莓	草莓干预显著降低了血中C反应蛋白水平,并可能改善基线水平高的个体的总胆固醇和低密度脂蛋白胆固醇[50]。草莓补充膳食改善了特定的心脑血管疾病危险因素[51]
柑橘类	柑橘类水果每周摄入4次,鼻咽癌的风险降低了21%,特别是在中国人中[52]。增加柑橘类水果的摄入量降低肺癌风险[53]。柑橘类水果摄入量的增加与结直肠癌风险呈负相关[1]。柑橘和/或其提取物补充剂对体重控制存在有益作用[54]。总结:柑橘类可降低鼻咽癌、肺癌、结直肠癌的风险,改善体重
西瓜	食用西瓜可以改善血管功能[55]

注:Meta分析(Meta-analysis),即荟萃分析,是一种统计学方法,用于比较和综合针对同一科学问题的多个研究结果。Meta分析通过整合多个研究的结果,提供更可靠的结论,更精准地估计医疗卫生保健的效果。

参考文献

1. Borgas P, Gonzalez G, Veselkov K, et al. Phytochemically rich dietary components and the risk of colorectal cancer: A systematic review and meta-analysis of observationalStudies [J]. World Journal of Clinical Oncology, 2021, 12 (6): 482-499.
2. Zhou X, Qian H, Zhang D, et al. Garlic intake and the risk of colorectal cancer: A meta-analysis [J]. Medicine, 2020, 99 (1): e18575.
3. Wang Y, Huang P, Wu Y, et al. Association and mechanism of garlic consumption with gastrointestinal cancer risk: A systematic review and meta-analysis [J]. Oncology Letters, 2022, 23 (4): 125.
4. Wan Q, LiN, Du L, et al. Allium vegetable consumption and health: An umbrella review of meta-analyses of multiple health outcomes [J]. Food Science & Nutrition, 2019, 7 (8): 2451-2470.
5. Shabani E, Sayemiri K, Mohammadpour M. The effect of garlic on lipid profile and glucose parameters in diabetic patients: A systematic review and meta-analysis [J]. Primary Care Diabetes, 2019, 13 (1): 28-42.
6. Mofrad MD, Rahmani J, Varkaneh HK, et al. The effects of garlic supplementation on weight loss: A systematic review and meta-analysis of randomized controlled trials [J]. International Journal for Vitamin and Nutrition Research, 2021, 91 (3-4): 370-82.
7. Panjeshahin A, Mollahosseini M, Panbehkar-Jouybari M, et al. Effects of garlic supplementation on liver enzymes: A systematic review and meta-analysis of randomized controlled trials [J]. Phytotherapy Research: PTR, 2020, 34 (8): 1947-1955.
8. Mirzavandi F, Mollahosseini M, Salehi-Abargouei A, et al. Effects of garlic supplementation on serum inflammatory markers: A systematic review and meta-analysis of randomized controlled trials [J]. Diabetes & metabolic Syndrome. 2020, 14 (5): 1153-1161.
9. LiS, Guo W, Lau W, et al. The association of garlic intake and cardiovascular risk factors: A systematic review and meta-analysis [J]. Critical Reviews in Food Science and Nutrition, 2022, 29: 1-19.
10. Guo L, Yuan X, Yang B, et al. Association between allium vegetables and the risk of non-digestive tract cancer: A systematic review and meta-analysis

of cohort and case-control studies [J]. Cancer Treatment and Research Communications, 2022, 32: 100598.

11. Khodavandi A, Alizadeh F, Razis AFA. Association between dietary intake and risk of ovarian cancer: A systematic review and meta-analysis [J]. European Journal of Nutrition, 2021, 60 (4): 1707-1736.

12. Zhang J, Yang J. Allium vegetables intake and risk of breast cancer: A meta-analysis [J]. Iranian Journal of Public Health, 2022, 51 (4): 746-757.

13. Li YZ, Yang ZY, Gong TT, et al. Cruciferous vegetable consumption and multiple health outcomes: An umbrella review of 41 systematic reviews and meta-analyses of 303 observational studies [J]. Food & Function, 2022, 13 (8): 4247-4259.

14. Li N, Wu X, Zhuang W, et al. Cruciferous vegetable and isothiocyanate intake and multiple health outcomes [J]. Food Chemistry, 2022, 375: 131816.

15. Li N, Wu X, Zhuang W, et al. Tomato and lycopene and multiple health outcomes: Umbrella review [J]. Food Chemistry, 2021, 343: 128396.

16. Li H, Chen A, Zhao L, et al. Effect of tomato consumption on fasting blood glucose and lipid profiles: A systematic review and meta-analysis of randomized controlled trials [J]. Phytotherapy Research: PTR, 2020, 34 (8): 1956-1965.

17. Schoeneck M, Iggman D. The effects of foods on LDL cholesterol levels: A systematic review of the accumulated evidence from systematic reviews and meta-analyses of randomized controlled trials [J]. Nutrition, Metabolism and Cardiovascular Diseases: NMCD, 2021, 31 (5): 1325-1338.

18. Widjaja G, Doewes RI, Rudiansyah M, et al. Effect of tomato consumption on inflammatory markers in health and disease status: A systematic review and meta-analysis of clinical trials [J]. Clinical Nutrition ESPEN, 2022, 50: 93-100.

19. Guo F, Zhang Q, Jiang H, et al. Dietary potato intake and risks of type 2 diabetes and gestational diabetes mellitus [J]. Clinical Nutrition (Edinburgh, Scotland), 2021, 40 (6): 3754-3764.

20. So J, Avendano EE, Raman G, et al. Potato consumption and risk of cardio-metabolic diseases: Evidence mapping of observational studies [J]. Systematic Reviews, 2020, 9 (1): 274.

21. Schwingshackl L, Schwedhelm C, Hoffmann G, et al. Potatoes and risk of chronic disease: A systematic review and dose-response meta-analysis [J]. European Journal of Nutrition, 2019, 58 (6): 2243-2251.

22. Xu H, Jiang H, Yang W, et al. Is carrot consumption associated with a decreased risk of lung cancer? A meta-analysis of observational studies [J]. The British Journal of Nutrition, 2019, 122 (5): 488-498.

23. Huang W, Tang G, Zhang L, et al. Effect of onion on blood lipid profile: A meta-analysis of randomized controlled trials [J]. Food Science & Nutrition, 2021, 9 (7): 3563-3572.

24. Hasani H, Ara BA, Hadi A, et al. Does ginger supplementation lower blood pressure? A systematic review and meta-analysis of clinical trials [J]. Phytotherapy Research: PTR, 2019, 33 (6): 1639-1647.

25. Maharlouei N, Tabrizi R, Lankarani KB, et al. The effects of ginger intake on weight loss and metabolic profiles among overweight and obese subjects: A systematic review and meta-analysis of randomized controlled trials [J]. Critical Reviews in Food Science and Nutrition, 2019, 59 (11): 1753-1766.

26. Xu Y, Yang Q, Wang X. Efficacy of herbal medicine (cinnamon/fennel/ ginger) for primary dysmenorrhea: A systematic review and meta-analysis of randomized controlled trials [J]. The Journal of International Medical Research, 2020, 48 (6): 300060520936179.

27. Morvaridzadeh M, Sadeghi E, Agah S, et al. Effect of ginger (*Zingiber officinale*) supplementation on oxidative stress parameters: A systematic review and meta-analysis [J]. Journal of Food Biochemistry, 2021, 45 (2): e13612.

28. Chen L, Cai Z. The efficacy of ginger for the treatment of migraine: A meta-analysis of randomized controlled studies [J]. The American Journal of Emergency Medicine, 2021, 46: 567-571.

29. Zhu W, Dai Y, Huang M, et al. Efficacy of ginger in preventing postoperative nausea and vomiting: A systematic review and meta-analysis [J]. Journal of Nursing Scholarship : An Official Publication of Sigma Theta Tau International Honor Society of Nursing, 2021, 53 (6): 671-679.

30. Ebrahimzadeh A, Ebrahimzadeh A, Mirghazanfari SM, et al. The effect of ginger supplementation on metabolic profiles in patients with type 2 diabetes mellitus: A systematic review and meta-analysis of randomized controlled trials [J]. Complementary Therapies in Medicine, 2022, 65: 102802.

31. Morvaridzadeh M, Fazelian S, Agah S, et al. Effect of ginger (*Zingiber officinale*) on inflammatory markers: A systematic review and meta-analysis of randomized controlled trials [J]. Cytokine, 2020, 135: 155224.

32. Mohammad A, Falahi E, Mohd Yusof BN, et al. The effects of the ginger supplements on inflammatory parameters in type 2 diabetes patients: A systematic review and meta-analysis of randomised controlled trials [J]. Clinical Nutrition ESPEN, 2021, 46: 66-72.

33. Lu C, Chen X, Yan X, et al. The preventive and relieving effects of ginger on postoperative nausea and vomiting: A systematic review and meta-analysis of randomized controlled trials [J]. International Journal of Nursing Studies, 2022, 125: 104094.

34. Chang WP, Peng YX. Does the oral administration of ginger reduce chemotherapy-induced nausea and vomiting?: A meta-analysis of 10 randomized controlled trials [J]. Cancer Nursing, 2019, 42 (6): e14-e23.

35. Crichton M, Marshall S, Marx W, et al. Efficacy of ginger (*Zingiber officinale*) in ameliorating chemotherapy-induced nausea and vomiting and chemotherapy-related outcomes: A systematic review update and meta-analysis [J]. Journal of the Academy of Nutrition and Dietetics, 2019, 119 (12): 2055-2068.

36. Samadi M, Moradinazar M, Khosravy T, et al. A systematic review and meta-analysis of preclinical and clinical studies on the efficacy of ginger for the treatment of fatty liver disease [J]. Phytotherapy Research: PTR, 2022, 36 (3): 1182-1193.

37. Zhu X, Xu G, Jin W, et al. Apple or apple polyphenol consumption improves cardiovascular disease risk factors: A systematic review and meta-analysis [J]. Reviews in Cardiovascular Medicine, 2021, 22 (3): 835-843.

38. Kim SJ, Anh NH, Jung CW, et al. Metabolic and cardiovascular benefits of Apple and Apple-derived products: A systematic review and meta-analysis of randomized controlled trials [J]. Frontiers in Nutrition, 2022, 9: 766155.

39. Gayer BA, Avendano EE, Edelson E, et al. Effects of intake of apples, pears, or their products on cardiometabolic risk factors and clinical outcomes: A systematic review and meta-analysis [J]. Curren Tdevelopments in Nutrition, 2019, 3 (10): nzz109.

40. Wang Y, Gallegos JL, Haskell-Ramsay C, et al. Effects of chronic consumption of specific fruit (berries, citrus and cherries) on CVD risk factors: A systematic review and meta-analysis of randomised controlled trials [J]. European Journal of Nutrition, 2021, 60 (2): 615-639.

41. Gao R, Chilibeck PD. Effece of tart cherry concentrate on endurance exercise performance: A meta-analysis [J]. Journal of the American College of Nutrition, 2020, 39 (7): 657-64.

42. Gholami A, Amirkalali B, Baradaran HR, et al. The beneficial effect of tart cherry on plasma levels of inflammatory mediators (not recovery after exercise): A systematic review and meta-analysis on randomized clinical trials [J]. Complementary Therapies in Medicine, 2022, 68: 102842.

43. Chen PE, Liu CY, Chien WH, et al. Effectiveness of cherries in reducing uric acid and gout: A systematic review [J]. Evidence-Based Complementary and Alternative Medicine: eCAM, 2019, 2019: 9896757.

44. Moodi V, AbediS, Esmaeilpour M, et al. The effect of grapes/grape products on glycemic response: A systematic review and meta-analysis of randomized controlled trials [J]. Phytotherapy Research: PTR, 2021, 35 (9): 5053-5067.

45. Asgary S, Karimi R, Joshi T, et al. Effect of pomegranate juice on vascular adhesion factors: A systematic review and meta-analysis [J]. Phytomedicine: International Journal of Phytotherapy and Phytopharmacology, 2021, 80: 153359.

46. Lorzadeh E, Heidary Z, Mohammadi M, et al. Does pomegranate consumption improve oxidative stress? A systematic review and meta-analysis of randomized controlled clinical trials [J]. Clinical Nutrition ESPEN, 2022, 47: 117-127.

47. Laurindo LF, Barbalho SM, Marquess AR, et al. Pomegranate (*Punica granatum* L.) and metabolic syndrome risk factors and outcomes: A systematic review of clinical studies [J]. Nutrients, 2022, 14 (8): 1665.

48. Braakhuis AJ, Somerville VX, Hurst RD. The effect of New Zealand blackcurrant on sport performance and related biomarkers: A systematic review and meta-analysis [J]. Journal of the International Society of Sports Nutrition, 2020, 17 (1): 25.

49. Geng Y, Wang J, Chen K, et al. Effects of sea buckthorn (*Hippophae rhamnoides* L.) on factors related to metabolic syndrome: A systematic review and meta-analysis of randomized controlled trial [J]. Phytotherapy Research: PTR, 2022, 36 (11): 4101-4114.

50. Gao Q, Qin LQ, Arafa A, et al. Effects of strawberry intervention on cardiovascular risk factors: A meta-analysis of randomised controlled trials [J]. The British Journal of Nutrition, 2020, 124 (3): 241-246.

51. Hadi A, Askarpour M, Miraghajani M, et al. Effects of strawberry supplementation on cardiovascular risk factors: A comprehensive systematic review and meta-analysis of randomized controlled trials [J]. Food & Function, 2019, 10 (11): 6987-6998.

52. Feng XX, Wang MX, Li M, et al. Citrus fruit intake and the risk of nasopharyngeal carcinoma [J]. Asia Pacific Journal of Clinical Nutrition, 2019, 28 (4): 783-792.

53. Wang J, Gao J, Xu HL, et al. Citrus fruit intake and lung cancer risk: A meta-analysis of observational studies [J]. Pharmacological Research, 2021, 166: 105430.

54. Wang X, Li D, Liu F, et al. Dietary citrus and/or its extracts intake contributed to weight control: Evidence from a systematic review and meta-analysis of 13 randomized clinical trials [J]. Phytotherapy Research: PTR, 2020, 34 (8): 2006-2022.

55. Smeets E, Mensink RP, Joris PJ. Effects of L-citrulline supplementation and watermelon consumption on longer-term and postprandial vascular function and cardiometabolic risk markers: A meta-analysis of randomized controlled trials in adults [J]. The British Journal of Nutrition, 2021, 128 (9): 1-34.